Public Private Partnership (PPP)
im Krankenhausbereich

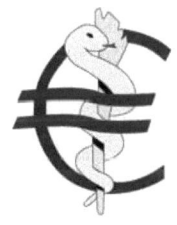

Public Private Partnership (PPP) im Krankenhausbereich

Sophie Haarländer
Arnd Bühner
Martin Schwandt
Oliver Schöffski

Haarländer, Sophie[a]
Bühner, Arnd[b]
Schwandt, Martin[a]
Schöffski, Oliver[a]

[a]Universität Erlangen-Nürnberg
Lehrstuhl für Gesundheitsmanagement
Lange Gasse 20
90403 Nürnberg, Deutschland

[b]Arnd Bühner
KMPG Wirtschaftsprüfungsgesellschaft
Public Services Bayern
Maxtor 13
90409 Nürnberg

Public Private Partnership (PPP) im Krankenhausbereich
Schriften zur Gesundheitsökonomie 11, HERZ, Burgdorf, 2007
ISBN 978-3-936863-10-9

Herstellung: Books on Demand GmbH, Norderstedt

Inhaltsverzeichnis

Abbildungsverzeichnis

Tabellenverzeichnis

Abkürzungsverzeichnis

AG	Aktiengesellschaft
AOLG	Arbeitsgemeinschaft der Obersten Landesgesundheitsbehörden
AKH	Allgemeines Krankenhaus
BEH	Bail Emphytéotique Hospitalier
BOT	Build Operate Transfer
BPflV	Bundespflegesatzverordnung
DRG	Diagnosis Related Group
EDV	Elektronische Datenverarbeitung
EIB	Europäische Investitionsbank
EU	Europäische Union
FM	Facility Management
GATS	General Agreement on Trade in Services
G-DRG	German Diagnosis Related Groups
GKV	Gesetzliche Krankenversicherung
gGmbH	gemeinnützige Gesellschaft mit begrenzter Haftung
GmbH	Gesellschaft mit begrenzter Haftung
GWB	Gesetz gegen Wettbewerbsbeschränkungen
HBFG	Hochschulbauförderungsgesetz
IBA	Ion Beam Applications
i.d.R.	in der Regel
IT	Informationstechnologie
KfW	Kreditanstalt für Wiederaufbau
KHBV	Verordnung über die Rechnungs- und Buchführungspflichten von Krankenhäusern
KHEntgG	Gesetz über die Entgelte für voll- und teilstationäre Krankenhausleistungen
KHG	Gesetz zur wirtschaftlichen Sicherung der Krankenhäuser und zur Regelung der Krankenhauspflegesätze
KLS	Klinikum Leverkusen Service GmbH
MainH	Mission nationale d'appui à l'investissement Hospitalier
NAO	National Audit Office
NHS	National Health Service
NRW	Nordrhein-Westfalen
ÖPP	Öffentlich Private Partnerschaft
PFI	Private Finance Initiative

PPP	Public Private Partnership
PSC	Public Sector Comparator
SGB	Sozialgesetzbuch
SLA	Service Level Agreement
UKE	Universitätsklinikum Hamburg-Eppendorf
VOB/A	Vergabe- und Vertragsordnung für Bauleistungen – Teil A
VOF	Verdingungsordnung für freiberufliche Leistungen
VOL/A	Verdingungsordnung für Leistungen – Teil A
VgV	Vergabeverordnung
WPE	Westdeutsches Protonentherapiezentrum Essen

1 Einleitung

Die deutsche Krankenhauslandschaft steht unter Druck. Die angespannte Situation der öffentlichen Haushalte führt dazu, dass sich die Bundesländer zunehmend aus ihrer Finanzierungsverantwortung für Krankenhausinvestitionen zurückziehen. Dadurch hat sich mittlerweile ein Investitionsstau von fast € 30 Mrd. angesammelt.[1] Der Investitionsbedarf ist dagegen ungebrochen: Die Ausgaben für die Krankenhausbehandlung einer enormen Anzahl von Behandlungsfällen steigen. Die demografische Entwicklung unterstützt diese Tendenz. Andererseits drückt die zunehmende Scharfschaltung der Diagnosis Related Groups (DRGs) auf Kosten und Erlöse der Krankenhäuser. Neue Versorgungsformen und der fortschreitende Bettenabbau machen eine Anpassung der räumlichen Strukturen erforderlich. Öffentliche Krankenhäuser müssen sich dem steigenden Wettbewerbsdruck, insbesondere durch private Krankenhausträger und die zunehmende Emanzipation der Patienten stellen und ihre eigene Attraktivität und Wirtschaftlichkeit steigern. Die dringend nötigen Anpassungsmaßnahmen an diese Veränderungen kosten Geld - Geld, das die öffentlichen Krankenhäuser und ihre Träger meist nicht aus eigener Kraft aufbringen können.

Die Idee, private Unternehmen in die Erfüllung oder Finanzierung öffentlicher Aufgaben der Daseinsvorsorge einzubinden, ist auch im Krankenhausbereich nicht neu. Ein Viertel aller Krankenhäuser ist bereits in privater Trägerschaft[2] - mit steigender Tendenz. Leistungen außerhalb des medizinischen Kernbereichs werden von vielen Häusern bereits in Form von Outsourcing an private Anbieter übergeben. Private Managementkompetenz wird durch den Abschluss von Betriebsführungsverträgen eingekauft. Bei der Kreditfinanzierung von Investitionen wird privates Kapital eingebunden. Bei diesen Formen der Einbeziehung des privaten Sektors verringern die öffentlichen Krankenhausträger häufig auch ihren Einfluss auf die Aufgabenerfüllung.

Ziel dieser Arbeit ist es, die aktuell schwierige Situation der Krankenhausinvestitionsfinanzierung in Deutschland aufzuzeigen und zu überprüfen, inwieweit

---

[1] Vgl. Bruckenberger, E. (2005), S. 20.
[2] Vgl. Statistisches Bundesamt (Hrsg.) (2005), Arbeitsblatt 1.4.

Public Private Partnership (PPP) eine Möglichkeit zur Lösung dieser Finanzierungsprobleme sein kann. Dazu soll zunächst das Konzept PPP selbst und seine Anwendung in anderen Bereichen der öffentlichen Aufgabenerfüllung vorgestellt werden. Diese Erfahrungen sollen dann als Grundlage für den Einsatz im Krankenhausbereich dienen und praktische Empfehlungen für die dortige Umsetzung geben. Die einzelnen Verfahrensschritte der Anbahnung und Durchführung sind dabei an einen Leitfadens für PPP im öffentlichen Hochbau angelehnt. Gleichzeitig soll deutlich werden, dass PPP in der deutschen Krankenhauslandschaft bisher nur vereinzelt umgesetzt wird und gezeigt werden, welche Schritte getan und Hindernisse überwunden werden müssen, um das Konzept für öffentliche Krankenhäuser als echte Alternative zur Veräußerung an einen privaten Krankenhausträger zu etablieren.

Im Einzelnen gliedert sich diese Arbeit in folgende Abschnitte: Das folgende **Kapitel 2** beschreibt die deutsche Krankenhauslandschaft und geht auf die aktuelle Situation der Investitionsfinanzierung ein. **Kapitel 3** stellt das Konzept PPP, seine Möglichkeiten der vertraglichen Gestaltung und Finanzierung, sowie wesentliche Erfolgsfaktoren vor und grenzt es von anderen Privatisierungsformen ab. In **Kapitel 4** wird die historische Entwicklung und Verbreitung von PPP dargestellt und dabei auch auf seine Umsetzung im nationalen und internationalen Krankenhausbereich eingegangen. **Kapitel 5** greift wesentliche Aspekte des Spezialfalls Krankenhaus für die PPP-Umsetzung auf. In **Kapitel 6** werden die einzelnen Schritte des PPP-Prozesses zur Durchführung einer PPP ausführlich beschrieben und auf ihre Anwendbarkeit auf den Krankenhausbereich hin überprüft. **Kapitel 7** beurteilt das Konzept PPP aus Sicht der Beteiligten und zeigt Faktoren auf, die die Ausweitung von Krankenhaus-PPPs in Deutschland noch erschweren.

2   Die Krankenhauslandschaft in Deutschland

Dieses Kapitel gibt einen Überblick über die deutsche Krankenhauslandschaft und konzentriert sich dabei auf die für PPP relevante Situation der Investitionsfinanzierung. Daneben werden typische Ziele und Austauschbeziehungen öffentlicher Krankenhäuser vorgestellt, eine Klassifizierung nach möglichen Trägern und Rechtsformen vorgenommen und aktuelle Herausforderungen für Krankenhäuser beschrieben.

2.1   Definition Krankenhaus

Im Gesetz zur wirtschaftlichen Sicherung der Krankenhäuser und zur Regelung der Krankenhauspflegesätze (KHG) werden Krankenhäuser[3] definiert als „Einrichtungen, in denen durch ärztliche und pflegerische Hilfeleistung Krankheiten, Leiden oder Körperschäden festgestellt, geheilt oder gelindert werden sollen oder Geburtshilfe geleistet wird und in denen die zu versorgenden Personen untergebracht und verpflegt werden können"[4].

2.2   Der Krankenhausmarkt

Im Jahr 2004 gab es in Deutschland 2.166 Krankenhäuser mit insgesamt 531.333 Betten in denen etwa 16,8 Mio. Fälle behandelt wurden. Dies entspricht einem Rückgang von 7,3 % an Krankenhäusern und 14,0 % an aufgestellten Betten seit 1994. Im gleichen Zeitraum stieg die Anzahl der Behandlungsfälle um 8,4 % an.[5] Mit € 47,59 Mrd. sind die Ausgaben für Krankenhausleistungen mit 34 % der bei weitem größte Einzelposten der Gesetzlichen Krankenversicherung (GKV).[6] Betrachtet man vergleichsweise die beiden weiteren großen Ausgabenfelder ärztliche Behandlung und Arzneimittel, so verursachen diese je nur etwa € 21 Mrd.[7] Setzt man die Ausgaben für Krankenhausbehandlung in Relation zur Höhe des

---

[3]   KHG (2005), § 107 I liefert eine zweite, ausführlichere Definition.
[4]   Vgl. KHG (2005), § 2 Nr. 1.
[5]   Vgl. Statistisches Bundesamt (Hrsg.) (2005), Arbeitsblatt 1.1.
[6]   Zusätzlich entstanden 5,0 Mrd. € an Ausgaben für stationäre Leistungen durch die privaten Krankenversicherungen. Vgl. Verband der privaten Krankenversicherung (Hrsg.) (2005), S. 85.
[7]   Vgl. Bundesministerium für Gesundheit (2005), Blatt 1.

gesamten deutschen Bruttoinlandsproduktes für 2004 mit € 2.215,65 Mrd. [8], so ist der Krankenhausmarkt mit 2,1% ein durchaus bedeutender Wirtschaftsfaktor.[9]

2.3 Zielsystem und Stakeholder

2.3.1 Das Krankenhaus als Teil des Gesundheitswesens

Krankenhäuser agieren nicht isoliert von ihrer Umwelt, sondern stehen in Austauschbeziehungen zu anderen Leistungserbringern, Kostenträgern und Industrieunternehmen, sowie unter Beobachtung der Öffentlichkeit und staatlicher Aufsicht. Krankenhäuser müssen sich nach einer Vielzahl gesetzlicher Vorgaben richten und ihre Leistung in Zusammenarbeit mit den anderen Sektoren des Gesundheitswesens erbringen.[10]

Die Einflusskraft der oben genannten Stakeholder kann am Beispiel eines Krankenhausbaus - einer für PPP hoch relevanten Maßnahme– exemplarisch dargestellt werden: Die Bundesländer legen im Krankenhausplan den Bedarf für einen solchen Neubau mit veränderten Kapazitäten zunächst fest. Der Bau selbst muss den Anforderungen von Patienten, medizinischen Leistungserbringern, medizintechnischen Anlagen, Qualitätsanforderungen und regionalen Bauvorschriften genügen. Wird das neue Projekt positiv in den Medien dargestellt, lassen sich auch potenzielle Patienten eher von dem neuen Krankenhaus überzeugen. Es muss darauf geachtet werden, vor- und nachgelagerte Leistungserbringer wie niedergelassene Ärzte und Rehabilitationseinrichtungen über das Projekt zu informieren und ihnen Kooperationsmöglichkeiten aufzuzeigen, damit diese sich nicht aus Angst vor der Beschneidung des eigenen Leistungsbereiches ablehnend über das Projekt äußern. Bei der Suche nach Partnern zur Durchführung des Bauprojekts ist meist eine europaweite Ausschreibung nötig (vgl. Kap. 6.4.1.). Je nach Leistungsfähigkeit des Krankenhauses und des jeweiligen Landes kann es notwendig sein, am Kapitalmarkt privates Kapital für die Durchführung der Baumaßnahme zu beschaffen (vgl. Kap. 3.7.). Dies sind nur einige Beispiele für die Austauschbezie-

---

[8] Vgl. Institut der deutschen Wirtschaft Köln (Hrsg.) (2006), S. 17.

[9] Vgl. Schell, W. (1995), S. 141.

[10] Eine vertiefende Darstellung der Austauschbeziehungen und Einflussfaktoren auf das Handeln eines Krankenhauses bzw. seines Trägers und Management findet sich bei Trill, R. (2000), S. 28ff., und Arthur Andersen (Hrsg.) (1999), S. 3.

hungen zwischen einem Krankenhaus und seinem Umfeld bei der Durchführung eines Investitionsprojekts.

2.3.2 Ziele des öffentlichen Unternehmens Krankenhaus

Diese Arbeit beschäftigt sich mit Kooperationen zwischen öffentlichen und privaten Organisationen zur gemeinsamen Aufgabenerfüllung. Das folgende Zielsystem bezieht sich daher speziell auf öffentliche Krankenhäuser. Krankenhäuser in öffentlicher Trägerschaft gehören zur Gruppe der öffentlichen Unternehmen und erfüllen öffentliche Aufgaben.[11] Öffentliche Aufgaben werden in hoheitliche Aufgaben und Aufgaben der Daseinsvorsorge unterteilt. Beide werden zwar von der öffentlichen Hand gestellt, letztere - zu denen auch die Krankenversorgung gehört - können jedoch auch von privaten und gemischtwirtschaftlichen Unternehmen wahrgenommen werden.[12] Daher dürfen auch private Krankenhausträger an der stationären Patientenversorgung teilnehmen. Die Deckung eines öffentlichen Bedarfs - die Versorgung der Bevölkerung mit medizinischen und pflegerischen Leistungen auf dem jeweiligen Stand der Wissenschaft - ist das oberste Ziel eines öffentlichen Krankenhauses.

Grundsätzlich unterteilt man Ziele in Sachziele und Formalziele. Sachziele beziehen sich auf die zu erbringenden Leistungen, Formalziele geben vor, wie die verfügbaren Ressourcen eingesetzt und kombiniert werden sollen.[13] In öffentlichen Krankenhäusern dominieren Sachziele.[14] Gleichzeitig fungieren Formalziele als Voraussetzung für die langfristige Leistungsfähigkeit des Krankenhauses. Anstelle des Ziels der Kostenüberdeckung in der privaten Wirtschaft tritt hier das Ziel der langfristigen Kostendeckung zur Sicherstellung von Zahlungsfähigkeit, Vermögens- und Kapitalsicherheit in den Vordergrund.[15] Abbildung 1 zeigt ein typisches Zielsystem für ein Krankenhaus in öffentlicher Trägerschaft.

---

[11] Vgl. Eichhorn, P. (2001), S. 17.
[12] Vgl. Eichhorn, P. (2001), S. 30 und 50.
[13] Vgl. Ingruber, H. (1994), S. 17.
[14] Vgl. Robert Bosch Stiftung (Hrsg.) (1986), S. 28.
[15] Vgl. Eichhorn, P. (2001), S. 125.

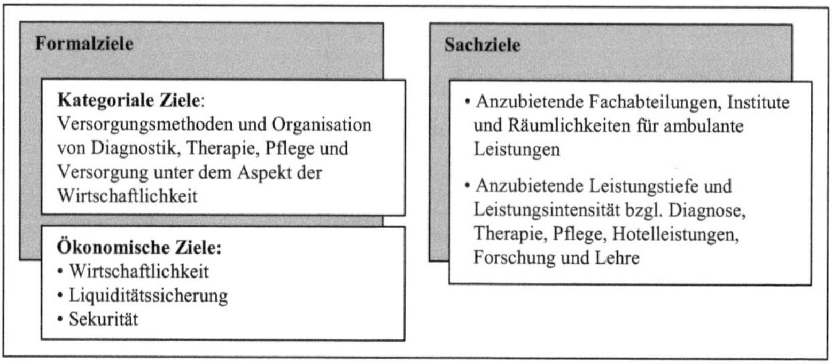

6

Formalziele	Sachziele
Kategoriale Ziele: Versorgungsmethoden und Organisation von Diagnostik, Therapie, Pflege und Versorgung unter dem Aspekt der Wirtschaftlichkeit **Ökonomische Ziele:** • Wirtschaftlichkeit • Liquiditätssicherung • Sekurität	• Anzubietende Fachabteilungen, Institute und Räumlichkeiten für ambulante Leistungen • Anzubietende Leistungstiefe und Leistungsintensität bzgl. Diagnose, Therapie, Pflege, Hotelleistungen, Forschung und Lehre

Abbildung 1: Zielsystem eines öffentlichen Krankenhauses[16]

Auch wenn ein öffentliches Krankenhaus nicht nach Gewinnerzielung strebt, dürfen ökonomische Aspekte nicht außer Acht gelassen werden. Ist die Finanzierung des Hauses nicht langfristig gesichert, können auch die Sachziele der Versorgung nicht mehr erfüllt werden. In Anbetracht der angespannten öffentlichen Haushaltslage müssen Krankenhäuser ausreichend finanzielle Mittel zur Gewährleistung der zukünftigen medizinisch-pflegerischen Leistungsfähigkeit beschaffen.

2.4 Herausforderungen für das Krankenhauswesen

Die deutsche Krankenhauslandschaft verändert sich grundlegend.[17] Bereits begonnene Entwicklungen werden sich fortsetzen oder verstärken. Es entstehen Herausforderungen, denen sich ein Krankenhaus zur Sicherung seiner Leistungsfähigkeit und Finanzierungsfähigkeit stellen muss. Abbildung 2 zeigt wesentliche Veränderungsprozesse, die Auswirkungen auf die Krankenhauslandschaft in Deutschland haben.

---

[16] Eigene Darstellung in Anlehnung an Ingruber, H. (1994), S. 18-19, und Eichhorn, P. (2001), S. 21.
[17] Vgl. Bruckenberger, E., u. a. (2006); S. 29.

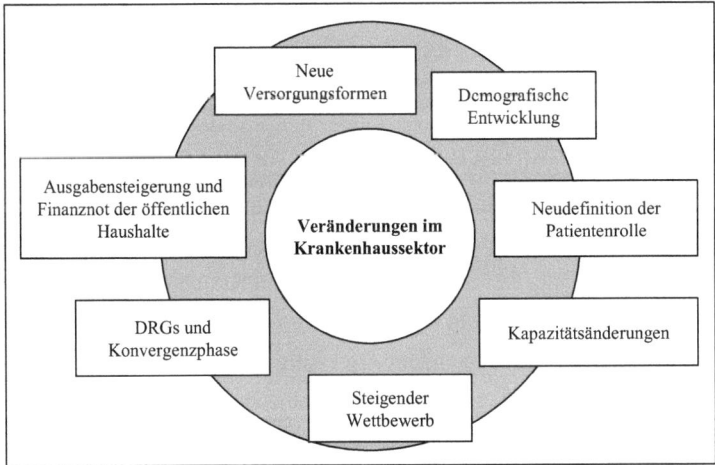

Abbildung 2: **Veränderungen im Krankenhaussektor**[18]

- **Ausgabensteigerung und Finanznot des öffentlichen Haushalts**

Die gesamtwirtschaftliche Entwicklung in Deutschland führt zu zunehmender Finanznot der öffentlichen Haushalte. Dieser finanzielle Engpass wirkt sich deutlich auf die Finanzierung der Krankenhausinvestitionen aus: Die Ausgaben für Krankenhausbehandlungen steigen kontinuierlich an.[19] Die öffentliche Förderung sinkt gleichzeitig auf ein Niveau, das zur Bedarfsdeckung nicht mehr ausreicht. Im Jahr 1974 wurden noch 24 % der Krankenhausausgaben durch öffentliche Mittel bestritten, 2004 waren es nur noch 5 %.[20] Einer Steigerung der KHG-Fördermittel um 76 % auf € 2,883 Mrd. von 1973-2004[21] steht ein Kostenanstieg für ein Planbett um 264 % auf etwa € 200.000 im gleichen Zeitraum entgegen.[22] Die Finanznot der öffentlichen Haushalte ist häufig der Grund dafür, dass Kooperationen mit der privaten Wirtschaft wie PPP, erwogen werden.[23]

---

18 Eigene Darstellung.
19 Vgl. Bundesministerium für Gesundheit (Hrsg.) (2005), Blatt 1.
20 Vgl. Andree, F., Ennemann, U. (2006), S. 278.
21 Vor 1991 wurden nur die alten Bundesländer in die Berechnung einbezogen.
22 Vgl. Bruckenberger, E. (2005), S. 15.
23 Vgl. Eichhorn, P. (1997), S. 199.

- **Demografische Entwicklung**

Die Veränderung der Altersstruktur der deutschen Bevölkerung hat ebenfalls Auswirkungen auf das Krankenhauswesen. Es zeichnet sich eine deutliche Reduzierung der Gesamtbevölkerung ab, wobei die Menschen gleichzeitig immer älter werden: Das Statistische Bundesamt rechnet in einer mittleren Schätzung damit, dass im Jahr 2010 bereits jeder dritte Deutsche 60 Jahre oder älter ist, im Jahr 2050 beträgt deren Anteil dann fast 50 %.[24] Der Bedarf an Krankenhausleistungen wird auch weiterhin auf hohem Niveau bleiben, da die Anzahl der Behandlungsfälle pro 1000 Einwohner mit zunehmendem Alter steigt.[25] Krankenhäuser müssen ihr Angebot dieser Veränderung anpassen und sich verstärkt auf altersbedingte Krankheiten und multimorbide Patienten einstellen.[26]

- **Zunehmender Wettbewerb zwischen Krankenhäusern**

Die Krankenhauslandschaft ist zunehmendem Wettbewerbsdruck um Qualität und Wirtschaftlichkeit ausgesetzt.[27] Es entsteht ein „Kampf um den Kunden Patient"[28]. Krankenhäuser in öffentlicher Trägerschaft benötigen dringend Investitionsmittel für Gebäude, Infrastruktur und Ausstattung, um gegenüber privaten und freigemeinnützigen Häusern konkurrenzfähig zu sein. Wenn sie es nicht schaffen, diese Mittel aufzubringen, droht ihnen das Verschwinden vom Markt oder eine Übernahme durch Mitbewerber.[29] Jedes Krankenhaus muss sich vor diesem Hintergrund Gedanken über seine strategische Positionierung machen. Die Bereitstellung und Sicherung von Investitionsmitteln wird für Krankenhäuser zum wesentlichen Kriterium für das Überleben auf dem Markt.[30] PPP eröffnet Krankenhäusern eine Möglichkeit, ihre Finanzierungssituation zu verbessern und ihre Wettbewerbsfähigkeit zu steigern.[31]

---

[24] Vgl. Statistisches Bundesamt (Hrsg.) (2003), S. 19 und 31.
[25] Vgl. Augurzky, B. u. a., S. (2004), S. 21-22.
[26] Vgl. Bruckenberger, E. u. a. (2006), S. 67-68.
[27] Vgl. Lautenschläger, S. (2006), S. 22, und o.V. (2005e), S. 381.
[28] Arthur Andersen (Hrsg.) (1999), S. 3.
[29] Vgl. Arthur Andersen (Hrsg.) (1999), S. 3.
[30] Vgl. Grotowski, Th. (2004), S. 184.
[31] Vgl. PricewaterhouseCoopers (Hrsg.) (2005), S. 7, und Adler, F. u. a. (2006), S. 118.

- **Kapazitätsentwicklung**

Die Inanspruchnahme von Krankenhausleistungen verändert sich. Dies macht Kapazitätsanpassungen erforderlich. Wesentliche Kennzahlen zur Kapazitätsmessung im Krankenhaus sind Verweildauer, Fallzahl, Anzahl bzw. Auslastung der Krankenhausbetten und die Zahl der Krankenhäuser selbst. Tabelle 1 zeigt die Entwicklung dieser Größen in den Jahren 1994-2004:[32]

	Anzahl der Krankenhäuser	Aufgestellte Betten	Fallzahl	Verweildauer in Tagen	Bettenauslastung in Prozent
1994	2.337	618.176	15.497.702	11,9	82,5
1996	2.269	593.743	16.165.019	10,8	80,6
1998	2.263	571.629	16.847.477	10,1	82,3
2000	2.242	559.651	17.262.929	9,7	81,9
2002	2.221	547.284	17.432.272	9,2	80,1
2004	2.166	531.333	16.801.649	8,7	75,5

Tabelle 1: Entwicklung der Kapazitäten deutscher Krankenhäuser 1994-2004[33]

Aus den Daten kann man folgende Entwicklung ablesen: Die Zahl der Krankenhäuser und aufgestellten Betten war mit 7 % bzw. 14 % rückläufig. Die Anzahl behandelter Fälle stieg im gleichen Zeitraum um 8 %. Die durchschnittliche Verweildauer[34] sank um insgesamt 3,2 Tage auf 8,7 Tage. Für die Zukunft zeichnen sich folgende Entwicklungen ab: Die Fallzahl wird gemäß einer konservativen Schätzung bis 2015 um 1,44 Mio., bis 2030 sogar um 2,42 Mio. ansteigen.[35] Die Zahl der aufgestellten Betten wird sich bis 2015 um 15-30 %[36] verringern. Die Versorgung von mehr Patienten in weniger Betten impliziert auch eine Senkung der Verweildauer. Um der zurückgehenden Bettenauslastungsquote entgegenzu-

---

[32] Die Daten werden in der Tabelle aus Gründen der Übersichtlichkeit nur für jedes zweite Jahr angegeben. Ihre Aussagekraft wird dadurch nicht beeinträchtigt.

[33] Statistisches Bundesamt (Hrsg.) (2005), Arbeitsblatt 1.1.

[34] Verweildauer = durchschnittliche Anzahl der Tage, die ein Patient stationär im Krankenhaus verbringt. Aufnahme und Entlassungstag zählen zusammen als ein Tag. Vgl. Deutsche Krankenhausgesellschaft (Hrsg.) (2004), S. 8.

[35] Vgl. Bruckenberger, E. u. a. (2006), S. 94.

[36] Diese Spanne ergibt sich je nachdem, ob man eine Zielbettenzahl von 5,5 oder 4,5 Betten pro 1000 Einwohner zugrunde legt. Diese Annahmen sind vor dem Hintergrund, dass der europäische Bettendurchschnitt bereits 2001 bei 4,0 pro 1000 Einwohner lag, durchaus realistisch. Vgl. Bruckenberger, E. u. a. (2006), S. 84.

wirken, müssen Kapazitäten abgebaut und weitere Krankenhäuser geschlossen werden. Die Anpassung bestehender Krankenhäuser an diese Angebotsverschiebung wird zu einem deutlich erhöhten Bedarf an kurz- und mittelfristigen Investitionsmitteln führen (vgl. Kap. 6.2.1).[37]

- **Neue Versorgungsformen**

Die Gesundheitsreform 2004 hat neue Formen der medizinischen Leistungserbringung ermöglicht. Insbesondere zählen dazu die Integrierte Versorgung und Medizinische Versorgungszentren.[38] Ziel dieser Bemühungen ist es, die sektorale Trennung zwischen Vorsorgemaßnahmen, ambulanter Behandlung, Krankenhausbehandlung und Rehabilitationsmaßnahmen aufzuheben. Krankenhäuser müssen Kapazitäten schaffen, die es ihnen ermöglichen, diese Leistungen aus einer Hand zu erbringen. Um dieses Ziel bei gesteigertem Wettbewerbsdruck erreichen zu können, müssen Krankenhäuser hohe Investitionen tätigen.[39]

- **Das DRG-System und die Konvergenzphase**

Seit 2004 ist in Deutschland das German Diagnosis Related Groups-System (G-DRG-System) verbindlich eingeführt.[40] In der Konvergenzphase von 2005 bis 2009 werden die Krankenhausbudgets schrittweise an das Preisniveau des Landes (Landesbasisfallwert) angeglichen, um einheitliche Preise für gleiche Leistungen herzustellen. Im Jahr 2005 meldeten 58 % (2004 noch 67 %) der deutschen Krankenhäuser im Zusammenhang mit der Einführung der DRGs einen außergewöhnlichen Bedarf an Investitionen an. Bisher konnte nur ein geringer Anteil dieses besonderen Bedarfs gedeckt werden. Das bedeutet, dass mehr als 900 Krankenhäuser - vor allem große Häuser mit mehr als 400 Betten und Häuser in den alten Bundesländern - dringend investieren müssen. In 700 Fällen ist die zugehörige Finanzierung noch nicht gesichert.[41] Bei den kommunalen Krankenhäusern ist die Situation besonders angespannt: Bei 41 % der öffentlichen DRG-Krankenhäuser

---

[37] Vgl. Bruckenberger, E. (2005), S. 21.
[38] Vgl. Bruckenberger, E. u. a. (2006), S. 99.
[39] Vgl. Lautenschläger, S. (2006), S. 22.
[40] Vgl. Deutsches Krankenhausinstitut (Hrsg.) (2005), S. 49.
[41] Vgl. Arbeitsgemeinschaft Krankenhauswesen der Arbeitsgemeinschaft der Obersten Landesgesundheitsbehörden (AOLG) (Hrsg.) (2005), S. 17.

liegt der krankenhausindividuelle Basisfallwert oberhalb des Landesbasisfall-
werts. Das sind 7 % mehr als der Durchschnitt aller DRG-Krankenhäuser. Diese
Abweichung lässt sich durch die systematisch teureren Leistungen dieser Kliniken
aufgrund ihres per Versorgungsvertrag definierten Status als Maximalversorger
erklären. Die Konvergenzphase führt bei Krankenhäusern mit öffentlichen Trägern zu Erlösverlusten.[42]

- **Neudefinition der Patientenrolle**

Patienten sind in der heutigen Zeit souverän und emanzipiert.[43] Sie haben realisiert, dass sie zunehmend selbst Verantwortung für ihre Gesundheit übernehmen
und mehr dafür investieren müssen, da die staatliche Regulierung zurückgehen
wird.[44] Patienten verhalten sich verstärkt als Kunden, die medizinische Leistungen
einfordern. Der Zugang zu gesundheitsrelevanter Information wird (z.B. durch In-
ternet und Werbung) erleichtert. Zunehmende Transparenz und Effizienz in anderen Branchen des täglichen Lebens führen dazu, dass Patienten auch im Ge-
sundheitssektor Aufklärung und effiziente Leistungserbringung erwarten und sich
nicht blind auf das System bzw. ihren Arzt verlassen.[45] Patienten stellen an ihr
Krankenhaus hohe Ansprüche in Bezug auf die technische Ausstattung und das
Leistungsspektrum. Um im Wettbewerb um den Patienten bestehen zu können,
müssen Krankenhäuser diesen Erwartungen nachkommen und die nötigen Investitionen tätigen. Im gleichen Zug sollten die Gebäude auf effizientere Abläufe hin
optimiert werden.[46] Da vielen Häusern dafür die finanziellen Mittel fehlen, wächst
das Interesse an innovativen Finanzierungsmöglichkeiten wie PPP.[47]

2.5 Klassifizierung von Krankenhäusern

Es gibt verschiedene Möglichkeiten der Kategorisierung von Krankenhäusern
(z.B. nach Bettenzahl oder Anzahl der Fachabteilungen). Da sich diese Arbeit
vornehmlich mit der Durchführung von Investitionsprojekten und deren Finanzie-

---

[42] Vgl. Bremermann, W. u. a. (2006), S. 366.
[43] Vgl. Bruckenberger, E. u. a., S. 3, und PricewaterhouseCoopers (Hrsg.) (2000), S. 10.
[44] Vgl. Arthur Andersen (Hrsg.) (1999), S. 4.
[45] Vgl. PricewaterhouseCoopers (Hrsg.) (2000), S. 9-10.
[46] Das ist eine der Referenzzielsetzungen beim PPP-Projekt Bremen.
[47] Vgl. Andree, F., Ennemann, U. (2006), S. 278.

rung bei Krankenhäusern in öffentlicher Hand beschäftigt, beschränkt sich dieses Kapitel auf die dafür relevanten Merkmale Trägerschaft und Rechtsform.

2.5.1 Trägerschaft

Träger eines Krankenhauses „ist die für den Betrieb eines Krankenhauses nach innen und außen verantwortliche natürliche oder juristische Person und i.d.r. gleichzeitig Eigentümer des Krankenhauses"[48], also diejenige Organisation, die das Krankenhaus führt bzw. überwiegend daran beteiligt ist oder die meisten Geldlasten trägt.[49] In Deutschland unterscheidet man zwischen öffentlichen, freigemeinnützigen und privaten Krankenhäusern.[50]

Man spricht von einem **öffentlichen Krankenhaus**, wenn es als Träger eine kommunale Gebietskörperschaft, ein Bundesland, die Bundesrepublik Deutschland oder eine andere Körperschaft des öffentlichen Rechts hat.[51] Bei **freigemeinnütziger Trägerschaft** wird ein Krankenhaus von Organisationen der kirchlichen oder freien Wohlfahrtspflege, Kirchengemeinden, Stiftungen oder Vereinen geführt. **Private Krankenhäuser** sind gewerbliche Unternehmen und bedürfen einer Konzession nach § 30 Gewerbeordnung.[52]

Differenziert man den Rückgang der Krankenhäuser in Deutschland (vgl. Kap. 2.2) nach Trägerschaft, erkennt man gegenläufige Entwicklungen: Die Zahl der öffentlichen und freigemeinnützigen Krankenhäuser verringerte sich zwischen 1994 und 2004 um 21,0 % bzw. 12,4 %. Im gleichen Zeitraum stieg die Zahl der privaten Häuser um 38,4 %. Private Träger gewinnen danach in der deutschen Krankenhauslandschaft zunehmend an Bedeutung. Differenziert man die Bettenkapazität nach Trägerschaft, bestätigt sich diese Annahme.[53] Abbildung 3 zeigt

---

[48] Schell, W. (1995), S. 147.
[49] Das einzige Gesetz, dass den Begriff „Krankenhausträger" definiert, ist § 9 III S.2 des Bayerischen Krankenhausgesetzes. Vgl. Riecken, J., Schmidt, D. (2002), S.45.
[50] Vgl. Statistisches Bundesamt (Hrsg.) (2005), Erläuterungen, S. 2-3.
[51] Vgl. Trill, R. (2000), S. 58.
[52] Vgl. Statistisches Bundesamt (Hrsg.) (2005), Erläuterungen, S. 3.
[53] Vgl. Statistisches Bundesamt (Hrsg.) (2005), Arbeitsblatt 1.4.

die Entwicklung der Anzahl an Krankenhäusern und aufgestellten Betten[54] nach
Trägerschaft.

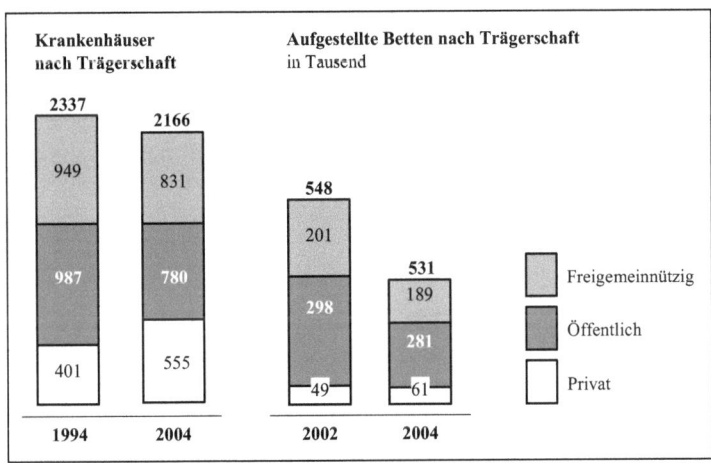

Abbildung 3: **Entwicklung der Krankenhäuser und Bettenzahlen nach Trägerschaft[55]**

Eine Verschiebung zwischen den Trägergruppen entsteht durch den Verkauf eines
Krankenhauses oder die Fusion mehrerer Kliniken.[56] Eine repräsentative Umfrage[57] hat für die Jahre 2004 und 2005 ergeben, dass 200 Krankenhäusern fusioniert
haben und bei weiteren 200 eine Fusion geplant ist. Der Verkauf von ganzen
Krankenhäusern oder Teilen davon ist in 180 Fällen geplant oder durchgeführt
worden.[58]

2.5.2 Rechtsform

Krankenhäuser können in öffentlicher oder privater Rechtsform betrieben werden.
Die fünf häufigsten Rechtsformen für Krankenhäuser sind Gesellschaft mit begrenzter Haftung (GmbH), gemeinnützige GmbH (gGmbH), Eigenbetrieb, Regie-

---

54 Für 2001 und frühere Jahre existieren keine entsprechenden Erhebungen des Statistischen Bundesamtes.

55 Eigene Berechnungen und eigene Darstellung in Anlehnung an: Statistisches Bundesamt (Hrsg.) (2005), Arbeitsblatt 1.4.

56 Vgl. Pföhler, W. (2004), S. 34-35.

57 Vgl. Arbeitsgemeinschaft Krankenhauswesen der AOLG (Hrsg.) (2005).

58 Vgl. Arbeitsgemeinschaft Krankenhauswesen der AOLG (Hrsg.) (2005), S. 30.

14

betrieb und Stiftung.[59] Krankenhäuser in öffentlicher Trägerschaft können eine öffentlich-rechtliche oder private Rechtsform haben.[60] Abbildung 4 gibt einen Überblick über mögliche Rechtsformen öffentlicher Krankenhäuser.

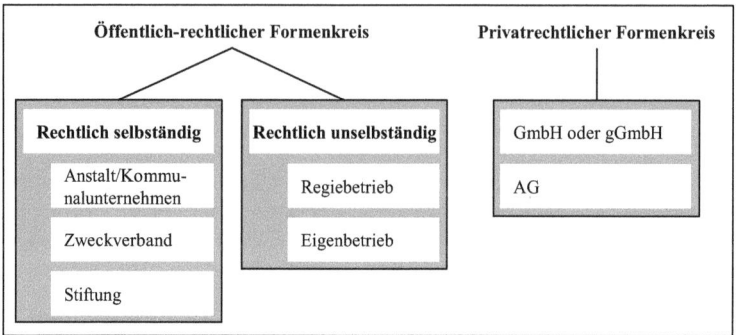

Abbildung 4: **Rechtsformen für Krankenhäuser in öffentlicher Trägerschaft[61]**

Als Regiebetriebe geführte Krankenhäuser sind finanziell eng mit dem öffentlichen Träger verbunden und wirtschaftlich unselbständig, was eine Betriebsführung nach ökonomischen Gesichtspunkten erschwert. Eigenbetriebe dagegen sind zwar wirtschaftlich selbständiger als Regiebetriebe, durch ihre Eingliederung in die Verwaltung jedoch rechtlich unselbständig.[62] In Bezug auf die öffentlich-rechtlichen Formen mit eigener Rechtspersönlichkeit haben sich die meisten Universitätskliniken inzwischen für die Anstalt des öffentlichen Rechts-/Kommunalunternehmen entschieden, da sie dadurch in ihren beiden wesentlichen Handlungsfeldern Krankenversorgung sowie Forschungs- und Lehrtätigkeit mehr Selbständigkeit erreichen können und zudem dienstherrenfähig bleiben und damit hoheitliche Aufgaben erfüllen können.[63] Für das Betreiben eines Krankenhauses ist die GmbH bzw. gGmbH am besten geeignet, da hier unternehmerisches Handeln schneller und flexibler erfolgen kann und eine weit reichende Trennung zwi-

[59] Vgl. Deutsches Krankenhausinstitut (Hrsg.) (2001), S. 20.
[60] Vgl. Eichhorn, P. (Hrsg.) (2003), S. 880-881.
[61] Eigene Darstellung in Anlehnung an: Statistisches Bundesamt (2005), Erläuterungen, S. 1 und Eichhorn, P. (Hrsg.) (2003), S. 880-881.
[62] Vgl. Eichhorn, P. (Hrsg.) (2003), S. 880.
[63] Vgl. Wissenschaftsrat (Hrsg.) (2006), S. 23, und Pföhler, W. (2004), S. 35.

schen öffentlichem Träger und Krankenhausmanagement möglich ist.[64] Diese
Rechtsform ist unter Krankenhäusern auch am weitesten verbreitet und wird bei
einem Rechtsformwechsel (vgl. Kap. 3.3.1) am häufigsten gewählt.[65]

Für die Durchführung eines PPP-Projekts benötigen öffentliche Krankenhäuser
ausreichend rechtliche und wirtschaftliche Selbständigkeit. Dies kann mit einem
Wechsel zu einer privaten Rechtform erreicht werden. Dieser Wechsel hat bisher
jedoch erst bei 38 % der Häuser stattgefunden.[66] Im Jahr 2005 haben 8,3 % der
deutschen Krankenhäuser eine neue Rechtsform erhalten. 12,5 % der Häuser prüf-
ten einen Rechtsformwechsel.[67] Dass allein der Rechtsformwechsel eines Krankenhauses erheblichen zeitlichen Aufwand und politische Schwierigkeiten verursachen kann, zeigt das Beispiel Universitätsklinikum Hamburg-Eppendorf
(UKE). Dort dauerte dieser Prozess acht Jahre![68]

2.6 Krankenhausfinanzierung in Deutschland

2.6.1 Das duale System der Krankenhausfinanzierung

Seit der Verabschiedung des KHG im Jahr 1972 unterliegen die Krankenhäuser
der Bundesrepublik Deutschland dem Prinzip der dualen Finanzierung.[69] Dabei
werden die Investitionskosten durch Förderung der Bundesländer, die laufenden
Kosten des Krankenhausbetriebes dagegen von den gesetzlichen und privaten
Krankenkassen finanziert.[70] Das duale Finanzierungssystem gilt für fast alle
deutschen Krankenhäuser.[71] Abbildung 5 zeigt vereinfacht die Leistungs- und
Finanzierungsströme des dualen Finanzierungssystems.

---

[64] Vgl. Pföhler, W. (2004), S. 35. Der Entscheidungs- und Umwandlungsprozess von einem Eigenbetrieb zu einer gGmbH an den Städtischen Kliniken Kassel findet sich in Schäfer, W., Schwarz,
W. (1997), S. 130-149.

[65] Vgl. Deutsches Krankenhausinstitut (Hrsg.) (2001), S. 20.

[66] Vgl. Bremermann, W. u. a. (2006), S. 367.

[67] Vgl. Arbeitsgemeinschaft Krankenhauswesen der AOLG (Hrsg.) (2005), S. 30.

[68] Vgl. Preusker, U. K. (2002), S. 35

[69] Vgl. Bruckenberger, E. (2005), S. 3.

[70] Vgl. Bruckenberger, E. u. a. (2006), S. 149.

[71] Bruckenberger, E. (2005), S. 3.

16

Um die Finanzierung der **laufenden Betriebskosten** zu sichern, vereinbart das Krankenhaus mit den Krankenkassen für jedes Kalenderjahr ein Budget.[72] Zu den **Investitionskosten** eines Krankenhauses gehören

a) „die Kosten der Errichtung (Neubau, Umbau, Erweiterungsbau) von Krankenhäusern und der Anschaffung der zum Krankenhaus gehörenden Wirtschaftsgüter, ausgenommen der zum Verbrauch bestimmten Güter (Verbrauchsgüter),

b) die Kosten der Wiederbeschaffung der Güter des zum Krankenhaus gehörenden Anlagevermögens (Anlagegüter)"[73].

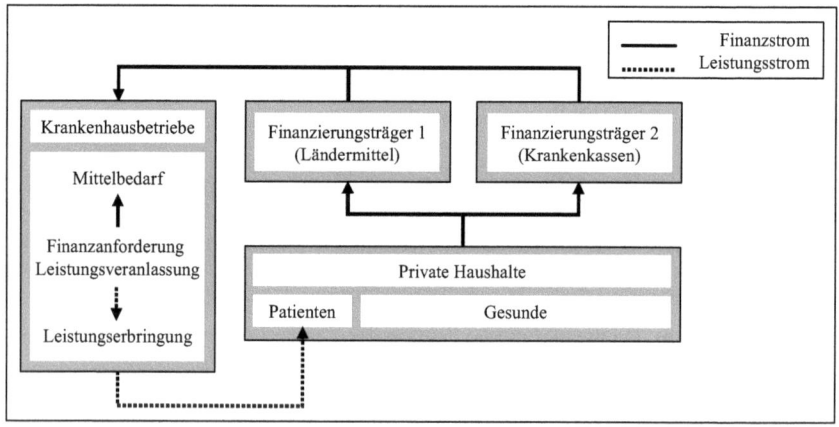

Abbildung 5:   Das System der dualen Finanzierung im Krankenhaus[74]

Bei der Investitionsförderung unterscheidet man zwischen Einzelförderung und Pauschalförderung.[75] Die **Einzelförderung** dient hauptsächlich dem Bau oder Umbau von Krankenhäusern und der Wiederbeschaffung langfristiger[76] Anlagegüter, die **Pauschalförderung** bezieht sich auf die Wiederbeschaffung kurzfristiger Anlagegüter und die Durchführung kleinerer Baumaßnahmen.[77] Zur Durchsetzung dieser Finanzierungsansprüche dienen den Plankrankenhäusern die Kran-

---

[72] Vgl. KHEntgG (2005), § 11.

[73] Vgl. KHG (2005), § 2 Nr. 2.

[74] Eigene Darstellung in Anlehnung an Robert Bosch Stiftung (Hrsg.) (1987), S. 63.

[75] Vgl. KHG (2005), § 9 I-III.

[76] Langfristig bedeutet hier länger als drei Jahre.

[77] Vgl. Mörsch, M. (2006), S. 87.

kenhausplanung der Länder und die Aufstellung von Investitionsprogrammen.[78] Hochschulkliniken werden dagegen gemäß Hochschulbauförderungsgesetz (HBFG) gefördert.[79] Krankenhäuser können auch Drittmittel (z.B. Zuschüsse oder Spenden) für investive Zwecke nutzen.[80] Zu beachten ist, dass Instandhaltungsaufwendungen für Anlagen und Gebäude zu den Selbstkosten des Krankenhauses zählen und nicht förderfähig sind.[81]

2.6.2 Krankenhausfinanzierungsrelevante Gesetzgebung

Die deutsche Krankenhauslandschaft ist durch eine Vielzahl an Gesetzen und Verordnungen reguliert, die regelmäßig Änderungen unterliegen. Zu den wichtigsten gesetzlichen Vorschriften - speziell unter Finanzierungsgesichtspunkten – gehören neben dem KHG das Sozialgesetzbuch - Fünftes Buch (V) - Gesetzliche Krankenversicherung (SGB V), das Gesetz über die Entgelte für voll- und teilstationäre Krankenhausleistungen (KHEntgG) und die Verordnung über die Rechnungs- und Buchführungspflichten von Krankenhäusern (KHBV).[82]

Das Krankenhaus ist als Leistungserbringer innerhalb des GKV-Systems von verschiedenen Regelungen des **SGB V** betroffen[83]. Darin werden der Leistungsumfang und Leistungsbeschränkungen der kassenärztlichen Versorgung sowie die Beziehung der Krankenkassen zu Krankenhäusern und anderen Leistungserbringern festgelegt.[84] Das **KHG** hat den Zweck, „die wirtschaftliche Sicherung der Krankenhäuser [Anm. d. Verf.: für] .. eine bedarfsgerechte Versorgung der Bevölkerung mit leistungsfähigen, eigenverantwortlich wirtschaftenden Krankenhäusern zu gewährleisten und zu sozial tragbaren Pflegesätzen beizutragen"[85]. Das KHG legt den rechtlichen Anspruch auf die öffentliche Förderung der Investitionskosten fest[86] und gibt einen Finanzierungsrahmen vor, überlässt die

---

[78] Vgl. KHG (2005), § 6.
[79] Vgl. Bruckenberger, E. u. a. (2006), S. 149.
[80] Vgl. Bruckenberger, E. (2005), S. 4.
[81] Vgl. Arbeitsgruppe Krankenhauswesen der AOLG (2004), S. 5.
[82] Vgl. Fries, T. (2003), S. 15-18.
[83] Vgl. SGB V (2005), §§ 39, 71 und 107-110.
[84] Vgl. Fries, T. (2003), S. 15-16.
[85] KHG (2005), § 1 I.
[86] Vgl. Helios Kliniken GmbH (Hrsg.) (o.J.a), S. 1.

detaillierte Umsetzung jedoch den Bundesländern.[87] Seit 2003 ersetzt das
KHEntgG weitgehend die Bundespflegesatzverordnung (BPflV).[88] Es enthält
hauptsächlich Regelungen zur Umsetzung des DRG-Systems. Grundsätzlich
werden die Leistungen der Krankenhäuser auf der Grundlage von KHG und
KHEntgG vergütet. Die **KHBV** legt Mindestanforderungen an das Rechnungs-
wesen eines Krankenhauses fest und hat als spezielle Vorschrift in Einzelfällen
Vorrang vor dem Handelsgesetzbuch.[89]

2.6.3 Status quo der Investitionsfinanzierung

Die Pauschalförderung erfolgt durch fixe Pauschalbeträge, die dem Krankenhaus
jedes Jahr zufließen. Die Höhe des Förderungsbetrages hängt von der Bettenzahl
des Krankenhauses ab. Einzelförderung muss vom Krankenhaus extra beantragt
werden.[90] Einzelförderungsmaßnahmen müssen vor der Aufnahme in das Investi-
tionsprogramm zunächst zur Prüfung bei der zuständige Bewilligungsbehörde des
Landes angemeldet werden. Die zuständige Behörde legt die Höhe der Förderung
und die Finanzierungsart fest, zahlt die Fördermittel aus und übernimmt im Falle
eines Darlehens Zins- und Tilgungsleistungen.[91] Da Krankenhäuser einen Anspruch auf - gemäß Rechtsprechung zeitnahe - Bereitstellung von Fördermitteln in
Höhe des gesamten Investitionsvolumens haben, könnte man annehmen, dass das
gesamte Investitionsvolumen aus Pauschal- und Einzelförderung finanziert wird.[92]
Abbildung 6 zeigt für 2004 ein anderes Bild.

---

[87] Vgl. Fries, T. (2003), S. 16.
[88] Vgl. Fries, T. (2003), S. 18.
[89] Vgl. Helios Kliniken GmbH (Hrsg.) (o.J.a), S. 1-2.
[90] Zu den Fördertatbeständen von Einzel- und Pauschalförderung vgl. KHG (2005), § 9 I-III.
[91] Vgl. Helios Kliniken GmbH (Hrsg.) (o.J.b), S. 2.
[92] Vgl. Bremermann u. a. (2006), S. 366, und Helios Kliniken GmbH (Hrsg.) (o.J.b), S. 1.

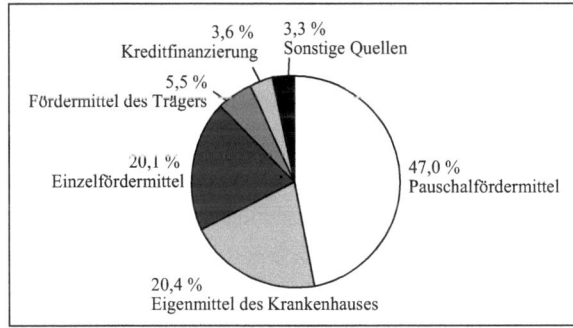

Abbildung 6:   Herkunft der Krankenhausinvestitionsmittel 2004[93]

Die Summe der KHG-Fördermittel betrug im Jahr 2004 nur 67,1 % des gesamten Investitionsvolumens. Die restlichen 32,9 % wurden hauptsächlich durch eigene Mittel des Krankenhauses, Fördermittel des Krankenhausträgers und Kredite aufgebracht.

2.6.4 Die Finanzierungsproblematik öffentlicher Krankenhäuser

Die Bundesländer sind derzeit nicht in der Lage, ihrer Verpflichtung zur vollständigen Finanzierung der Krankenhausinvestitionen nachzukommen. Auf dieses Problem sowie die nur bedingte Eignung von Krediten als Ersatz für fehlende Haushaltsmittel wird hier näher eingegangen.

- **Die öffentliche Finanznot führt zum Investitionsstau im Krankenhaussektor**

Die Finanznot der öffentlichen Haushalte (vgl. Kap. 2.4) führt dazu, dass der Investitionsbedarf im Krankenhaus nicht gedeckt werden kann. Im Jahr 2005 betrugen die KHG-Mittel der Länder insgesamt € 2,7 Mrd., was einem realen Rückgang von 4,6 % im Vergleich zu 2004 entspricht. Im Vergleich zu 1991[94] beträgt der Rückgang sogar 43,9 %.[95]

Vergleicht man die Entwicklung der Fördermittelsummen differenziert nach

---

93 Eigene Darstellung in Anlehnung an Deutsche Krankenhausgesellschaft (Hrsg.) (o.J.).

94 Vor 1991 existieren nur Daten für die alten Bundesländer betrachtet, daher bietet sich eine vergleichende Betrachtung erst ab 1991 an.

95 Vgl. Mörsch, M. (2006), S. 87-89.

einzelnen Bundesländern, so ergibt sich ein heterogenes Bild: Während z.b. Bayern (-1,55 %), Sachsen (-1,01 %) und Thüringen (-0,93 %) ihre Fördermittel im Jahr 2006 im Vergleich zum Vorjahr nur geringfügig reduzierten, fuhren Berlin (-14,64 %) und Sachsen-Anhalt (-15,34 %) ihre Förderung drastisch zurück. Im Unterschied dazu stieg die Höhe der Fördermittel in Hamburg (+24,74 %) und Niedersachsen (+22,87 %) stark an. Setzt man die Gesamthöhe der Fördermittel ins Verhältnis zur Einwohnerzahl des jeweiligen Bundeslandes, lassen sich auch hier bemerkenswerte Unterschiede feststellen: Die höchsten KHG-Mittel pro Einwohner leisten sich Hamburg (€ 63,09), Sachsen-Anhalt (€ 62,46) und Thüringen (€ 54,79). Die geringsten Investitionsfördermittel gibt es dagegen in Niedersachsen (€ 15,19), Nordrhein-Westfalen (€ 26,14) und im Saarland (€ 24,92). Bayern liegt mit € 36,29 Fördermitteln pro Einwohner im Mittelfeld. Auch bezogen auf die Entwicklung der Fördermittel je Einwohner zwischen 2005 und 2006 gibt es beachtliche Unterschiede zwischen den Ländern[96]. So haben einige Länder ihre Pro-Kopf-Fördermittel erheblich zurückgefahren. Dies gilt insbesondere für Berlin (-13,3 %) und Sachsen-Anhalt (-14,0 %). Gleichzeitig wurden KHG-Mittel pro Einwohner in Hamburg (+26,7 %) und Niedersachsen (+24,8 %) stark erhöht. In Bayern gab es im Vergleich zum Vorjahr keine Veränderung.[97]

Eine genauere Betrachtung der KHG-Förderung zeigt, dass die Einzelförderung überdurchschnittlich zurückgefahren wurde. Auch die Betrachtung der Investitionsquote[98] im Zeitablauf bestätigt diese Entwicklung: Betrug die Quote 1973 noch 17,5%, waren es 2004 nur noch 7,9%. Durch diese jahrelang unzureichende Bereitstellung von Fördermitteln hat sich im Krankenhausbereich inzwischen ein Investitionsstau[99] von insgesamt € 29,1 Mrd. ergeben![100] Zudem dauert das Bewilligungsverfahren für öffentliche Fördermittel durchschnittlich drei bis fünf

---

[96] Da die Bevölkerungszahlen für 2006 noch nicht zur Verfügung stehen, beziehen sich die Fördermittel pro Einwohner auf die Bevölkerung von 2005.

[97] Vgl. Statistisches Bundesamt (Hrsg.) (2006), Tabelle 3.1, Deutsches Krankenhausinstitut (Hrsg.) (2007), Tabelle 1 und eigene Berechnungen

[98] Investitionsquote = prozentualer Anteil der Investitionen am Gesamtbetrag der Benutzer- und Investitionskosten aller zugelassenen Krankenhäuser. Gemäß Interview mit Bruckenberger, E. am 07.08.2006.

[99] Fiktiver investiver „Nachholbedarf" gemessen an der KHG-Finanzierung Bayerns pro Planbett/Platz von 1973 bis 2004.

[100] Vgl. Bruckenberger, E. (2005), S. 15, 18 und 20.

Jahre. Oft werden Baumaßnahmen auch nicht vollständig oder nur abschnittsweise gefördert. Dadurch entsteht Unsicherheit, ob ein Investitionsprojekt überhaupt durchgeführt werden kann. Da die Förderung von der Finanzkraft des jeweiligen Landes abhängig ist, können Ungleichgewichte zwischen den Bundesländern entstehen.[101]

- **Investitionsfinanzierung durch Kreditaufnahme**

Öffentliche Krankenhäuser versuchen, die fehlenden Investitionsmittel anderweitig zu beschaffen. Hier liegt zunächst eine **Finanzierung durch Kredite** nahe. Krankenhäuser können reguläre Bankkredite und Sonderkredite (z.B. von der Kreditanstalt für Wiederaufbau (KfW)) in Anspruch nehmen.[102] Die Vor- und Nachteile einer Kreditfinanzierung aus der Sicht von Krankenhaus und Bundesland finden sich in Abbildung 7.[103] Dabei ist die Investitionsfinanzierung durch staatliche Zuschüsse aus Sicht des Krankenhauses immer vorteilhafter, als eine Finanzierung über Kredite.

---

[101] Vgl. Adler, F. u. a. (2006), S. 112.

[102] Die Möglichkeit der Kapitalmarktfinanzierung (Beteiligungsfinanzierung oder Ausgabe von Aktien) als Alternative zum Kredit ist bei öffentlich-rechtlichen Krankenhäusern nur sehr eingeschränkt möglich. Neues Eigenkapital kann bei diesen Häusern nur durch den Träger oder durch neue Gesellschafter zugeführt werden. Vgl.Grotowski, Th. (2004), S. 182.

[103] Vgl. Arbeitsgruppe Krankenhauswesen der AOLG (Hrsg.) (2004), S. 7-8.

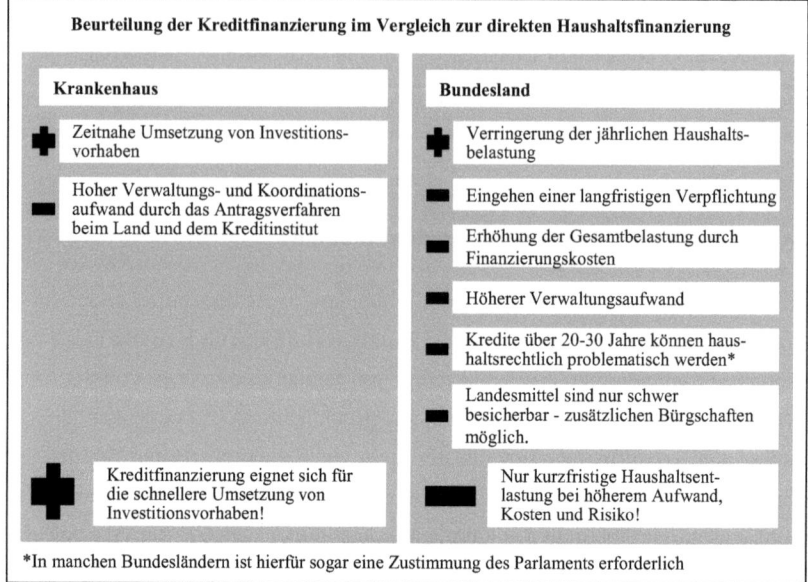

Abbildung 7: **Beurteilung der Kreditfinanzierung für Investitionen im Krankenhausbereich[104]**

- **Erschwerter Zugang zu privatem Kapital wegen Basel II**

Ab 2007 wird die Kreditaufnahme für Krankenhäuser durch die Einführung von Basel II[105] zusätzlich erschwert: Bisher müssen Banken vom Kreditnehmer einen bestimmten Anteil der Kreditsumme - üblicherweise 8 % - als Eigenkapital hinterlegen. Zukünftig wird dieses Eigenkapitalpolster an das individuelle Ausfallrisiko des Kreditnehmers angepasst.[106] Durch interne Ratings stellen Banken die Bonität ihrer Kunden fest. Bisher wurden diese Analysen weitgehend aus vergangenheitsbezogenen Daten durchgeführt. Künftig wird bei der Bonitätseinschätzung jedoch mehr Gewicht auf zukunftsbezogene Daten bzw. weiche Faktoren (z.B. Managementqualität und Positionierung im Wettbewerb) gelegt.[107] Speziell Krankenhäuser in öffentlicher Trägerschaft stellten für Banken bisher ein relativ

---

[104] Eigene Darstellung in Anlehnung an Arbeitsgruppe Krankenhauswesen der AOLG (Hrsg.) (2004), S. 7-8.

[105] Das neue Regelwerk zur Bankenaufsicht des Baseler Komitees.

[106] Vgl. Augurzky, B. u. a. (2004), S. 12.

[107] Vgl. Grotowski, Th. (2004), S. 182.

geringes Ausfallrisiko dar, da die öffentliche Hand durch die **Gewährträgerhaftung** im Konkursfall für die Verbindlichkeiten des jeweiligen Krankenhauses eintreten muss.[108] Wegen ihrer schwierigen Finanzlage wird sich die öffentliche Seite wohl zunehmend aus dieser Haftung zurückziehen, was die Ausfallwahrscheinlichkeit des Kredits erhöht. Zudem birgt diese Finanzierungsstruktur das Risiko eines Verstoßes gegen EU-Beihilfenrecht. Gleichzeitig steigt der Kapitalbedarf der Krankenhäuser (vgl. Kap. 2.4). Die Investitionsfinanzierung für Krankenhäuser wird unter Basel II also schwieriger und teurer.[109]

---

[108] Vgl. o.V. (2005c), S. 3.
[109] Vgl. Augurzky, u. a. (2004), S. 13, und o.V. (2005e), S. 381.

3 Das Konzept Public Private Partnership

Dieses Kapitel stellt das Konzept PPP eher allgemein dar und grenzt es von anderen Privatisierungsformen ab. Außerdem werden Begrifflichkeiten und Gründe für die Ausbreitung von PPP, typische Kooperationspartner und vertragliche Gestaltungsmöglichkeiten vorgestellt. Ebenfalls beschrieben werden die wesentlichen Erfolgsfaktoren einer PPP sowie Möglichkeiten für ihre Finanzierung.

3.1 Der Begriff Public Private Partnership

3.1.1 Definition

Die Grundidee von Öffentlich Privaten Partnerschaften[110] (ÖPP), wie PPP im deutschsprachigen Raum auch genannt wird, ist eine Kooperation zwischen öffentlichem Sektor und Privatwirtschaft, die auf gemeinsamen Erfolg abzielt.[111] Obwohl Einigkeit über dieses Grundprinzip besteht, existiert keine allgemeingültige Definition von PPP.[112] In dieser Arbeit wird die Definition der Beratergruppe „PPP im öffentlichen Hochbau" verwendet, deren Gutachten auch als „PPP-Bibel"[113] gilt und in der einschlägigen Literatur, auch im Bereich Krankenhaus, vielfach zitiert wird:[114]

„PPP kann man abstrakt beschreiben als langfristige, vertraglich geregelte Zusammenarbeit zwischen öffentlicher Hand und Privatwirtschaft zur Erfüllung öffentlicher Aufgaben, bei der die erforderlichen Ressourcen (z.B. Know-how, Betriebsmittel, Kapital, Personal) in einen gemeinsamen Organisationszusammenhang eingestellt und vorhandene Projektrisiken entsprechend der Risikomanagementkompetenz der Projektpartner angemessen verteilt werden."[115]

---

[110] Der deutsche PPP-Begriff entstammt dem ÖPP-Beschleunigungsgesetz vom 01.09.2005 (BGBl. I, S. 2676)

[111] Vgl. Andree, F., Ennemann, U. (2006), S. 279.

[112] Vgl. z.B. Weber, M. (2004), S.40, Kommission der Europäischen Gemeinschaften (Hrsg.) (2004), S. 3, Mühlenkamp, H.(2006), S. 29, Wissenschaftlicher Beirat der Gesellschaft für öffentliche Wirtschaft (Hrsg.) (2006), S. 248, PricewaterhouseCoopers (Hrsg.) (2004), S. 9, und Schuppert, G. F. (2001), S. 4.

[113] Dammert, B. (2004), S. 162.

[114] Vgl. Grotowski, Th. (2004), S. 183, und Alfen, H. u. a. (2005), S. 1088.

[115] Bauhaus-Universität Weimar u. a. (Hrsg.) (2003a), S. 2-3.

3.1.2 Merkmale

Um PPP von klassischen Verträgen zwischen öffentlicher Hand und Privatwirtschaft unterscheiden zu können, sollen hier die sieben wesentlichen Merkmale
einer PPP dargestellt werden:[116]

(1) **Erfüllung eines öffentlichen Zwecks**: Eine PPP-Kooperation dient immer der
Erfüllung einer öffentlichen Aufgabe, wobei man darunter diejenigen Bereiche
versteht, bei denen das Gemeinwesen aufgrund der Verfassung oder eines Gesetzes eine Erfüllungs- oder Gewährleistungsverpflichtung hat, mithin ein öffentlicher Zweck verfolgt wird.

(2) **Mindestens ein privater und ein öffentlicher Partner**: Voraussetzung zur
Qualifizierung als öffentlicher Partner ist die Tätigkeit als „öffentliche Hand",
also eine Gebietskörperschaft oder andere dezentrale Einheit, wie z.b. eine Ei-
gengesellschaft in öffentlicher oder privater Rechtsform.[117]

(3) **Bereitstellung einer wirtschaftlichen Leistung**: Die gemeinsame Leistung
und Zielsetzung muss wirtschaftlicher Natur sein. Beide Partner sind am Ergebnis der Leistung (Output) interessiert. Der öffentliche Partner erwartet eine
effiziente und effektive Erfüllung der jeweiligen Aufgabe, während der private
Partner durch die PPP Zugang zu neuen Geschäftsfeldern und Aufträgen erwartet. Typischerweise beinhaltet die PPP einen finanziellen Ausgleich der
privaten Leistung, durch ein Entgelt der öffentlichen Hand und/oder der Nutzer.

(4) **Verantwortungsgemeinschaft**: Die Ausrichtung beider Partner auf ein gemeinsames Ziel und die gemeinsame Aufgabenerfüllung bedeutet auch eine
gemeinsame Verantwortung für dessen Erreichung. Hier wird der Unterschied
zum klassischen Auftraggeber-Auftragnehmer-Verhältnis zwischen öffentlicher Hand und privaten Unternehmen deutlich.

---

[116] Vgl. Bolz, U. (Hrsg.) (2005), S. 16-20.

[117] In dieser Arbeit wird angenommen, dass das Krankenhaus bzw. sein Träger stets der öffentliche
Partner der PPP ist. Dieser Hinweis ist angebracht, da bspw. im Fall des Klinikums für Tumor-
biologie in Freiburg eine PPP zwischen einer privaten Klinik und der öffentlichen Hand besteht.
Gemäß Interview mit Fritzen, A. am 11.07.2006.

(5) **Bündelung von Ressourcen**: In einer PPP werden Betriebsmittel, Kapital und Know-how zur Erfüllung einer Aufgabe zusammen geführt. Die Inputs werden von jeweils demjenigen Partner eingebracht, der diese am besten bereitstellen kann, wodurch Potenziale für Synergien und Effizienzgewinne entstehen.

(6) **Risikoallokation**: Typisch für eine PPP ist die Übertragung von Risiken auf jeweils denjenigen Partner, der damit am besten umgehen kann, d.h. sie einschätzen und beeinflussen kann (vgl. Kap. 3.5.3).

(7) **Längerfristige, prozessorientierte Zusammenarbeit**: Ein elementares Merkmal von PPP ist ihre Lebenszyklusorientierung („PPP der zweiten Generation"[118]), d.h. die Kooperation besteht während der gesamten Lebensdauer eines Objekts (vgl. Kap. 3.5.2). Dabei liegt der Fokus auf der angestrebten Leistung. Deren Entstehungsprozess ist dabei nicht vollständig festgelegt und kann im Zeitverlauf in Abstimmung beider Seiten verändert werden.

3.2 Gründe für PPP

Grundsätzlich ist die Zusammenarbeit zwischen öffentlicher Hand und privater Wirtschaft nichts Neues.[119] In letzter Zeit erkennt man jedoch eine zunehmend intensivierte Diskussion über PPP, wobei sich mögliche Einsatzbereiche des Konzepts auf einen Großteil der Aufgabenbereiche (vgl. Kap. 4.2.2) der öffentlichen Verwaltung ausgedehnt haben.[120]

PPP sind politisch gewollt,[121] was viele Initiativen auf Bundes- und Länderebene zeigen.[122] Die deutsche Bundesregierung bekundet ihren Willen, die Etablierung von PPP ausbauen und fördern zu wollen, auch im Koalitionsvertrag 2005. Darin wird PPP als „ein Erfolg versprechender Weg, um Defizite bei der Bereitstellung öffentlicher Leistungen zu schließen"[123], bezeichnet. Es sollen gesetzliche Be-

---

[118] Budäus, D. (2006), S. 14.

[119] Vgl. Budäus, D. (2006), S. 12.

[120] Vgl. Budäus, D. (2003b), S. 10.

[121] Vgl. Deutscher Bundestag (Hrsg.) (2003), S. 1-3.

[122] Vgl. Budäus, D. (2003b), S. 9.

[123] CDU, CSU und SPD (Hrsg.) (2005), S. 15.

stimmungen angepasst und entwickelt werden, um die Ungleichbehandlung von PPP im Vergleich zu anderen Beschaffungsmethoden zu beseitigen. Es wird explizit auch Handlungsbedarf im Krankenhausfinanzierungsgesetz genannt.[124]

Es gibt verschiedene **Gründe für die wachsende Ausbreitung von PPP**. Die folgende Aufzählung nennt häufig genannte Faktoren:

- Die **wirtschaftliche Situation der öffentlichen Haushalte** (vgl. Kap. 2.4), also ein hoher Bedarf an Geldmitteln und ein hoher Schuldenstand führen dazu, dass der Einsatz von privatem Kapital zur Finanzierung öffentlicher Aufgaben interessant wird.[125] Notwendige Investitionen können teilweise ohne private (Vor-)Finanzierung gar nicht durchgeführt werden. Ohne die angespannte Haushaltslage hätte PPP bzw. die Einbindung der Privatwirtschaft in die Erfüllung öffentlicher Aufgaben in der aktuellen Diskussion wohl keine derart große Bedeutung.[126] PPP ist eine geeignete Maßnahme zur Senkung der gesamtwirtschaftlichen Verschuldung gemäß der Eurostat-Verschuldungskriterien der EG.

- Nach den **neuen Eurostat-Regeln** aus 2004 werden Verbindlichkeiten aus PPP-Projekten unter bestimmten Voraussetzungen nicht auf die Staatsverschuldung nach den Maastricht-Kriterien angerechnet. Voraussetzung ist, dass der PPP-Vertragspartner das Baurisiko und mindestens entweder das Ausfallrisiko oder das Nachfragerisiko trägt. Projektfinanzierte PPP und mittels Forfaitierung finanzierte PPP im Rahmen derer der Private Partner das Auslastungsrisiko trägt, bieten damit öffentlichen Auftraggebern die Chance der verschuldungsneutralen Realisierung von Investitionsvorhaben.

- Die **Rolle des Staates wandelt sich zunehmend vom produzierenden Staat zum Gewährleistungsstaat**, d.h. die „make or buy"-Entscheidung des Staates verändert sich dahingehend, dass öffentliche Leistungen nicht mehr selbst erbracht werden, sondern ihre Erfüllung durch die Gesellschaft gewährleistet

---

[124] Vgl. CDU, CSU und SPD (Hrsg.) (2005), S. 15, 45, 46 und 52.
[125] Vgl. Gottschalk, W. (1997), S. 163.
[126] Vgl. Wissenschaftsrat (Hrsg.) (2006), S. 8, und Budäus, D. (2003b), S. 10.

wird.[127] PPP trägt also dem Streben nach „Entstaatlichung und Entbürokrati-sierung" [128] bzw. „weniger Staat - mehr private Wirtschaftstätigkeit"[129] Rech-nung. Diese Veränderung wird auch dadurch deutlich, dass im Haushaltsrecht in letzter Zeit das Subsidiaritätsprinzip betont wird, wonach der Staat nur die-jenigen Aufgaben wahrnehmen soll, die von Privaten nicht genauso gut erfüllt werden können.[130] Auch die Umstellung von Kameralistik auf doppelte Buch-führung begünstigt den Einkauf von Leistungen an Stelle der Eigenerstellung, da dadurch der Ressourcenverbrauch der öffentlichen Hand messbar gemacht wird.

- Die **Wettbewerbskonzeption der Europäischen Union (EU)** führt dazu, dass Aufgabenbereiche, die in Deutschland üblicherweise rein öffentlich wahrgenommen wurden und sich so zu Angebotsmonopolen entwickelt haben, nun für den Wettbewerb geöffnet werden.[131] Dies fördert die Einbeziehung privater Unternehmen in die öffentliche Aufgabenerfüllung. Besonders kom-munale Einrichtungen müssen Strategien entwickeln, sich auf diese neue Si-tuation einzustellen.[132] Für Bildungs-, Gesundheits- und Sozialleistungen wird diese Absicht seit 1995 durch das General Agreement on Trade in Services (GATS) umgesetzt.[133]

- Öffentliche Verwaltungen gelten als ineffizient - häufig bedingt durch eine Vielzahl gesetzlicher Vorschriften - und sollen reformiert werden, um sich strategisch besser im zunehmenden Wettbewerb auf regionaler Ebene zu posi-tionieren.[134] Durch PPP entsteht die Möglichkeit, dass Verwaltungen sich **Managementkompetenzen der Privatwirtschaft zur effizienteren Erfül-lung öffentlicher Aufgaben** bedienen.[135] PPP kann also ein Instrument zur

---

[127] Vgl. Budäus, D. (2003b), S. 11-12, Wissenschaftsrat (Hrsg.) (2006), S. 9, Budäus, D. (2006), S. 25 und Kommission der Europäischen Gemeinschaften (Hrsg.) (2004), S. 3,

[128] Gottschalk, W. (1997), S. 163.

[129] Gottschalk, W. (1997), S. 163.

[130] Vgl. Eichhorn, P. (2006), S. 107.

[131] Vgl. Eichhorn, P. (2006), S. 107.

[132] Vgl. Budäus, D. (2003a), S. 215, und Wissenschaftsrat (Hrsg.) (2006), S. 9.

[133] Vgl. Eichhorn, P. (2006), S. 107-108.

[134] Vgl. Budäus, D. (2003a), S. 215, und Wissenschaftsrat (Hrsg.) (2006), S. 8-9.

[135] Vgl. Budäus, D. (2003a), S. 215, und Kommission der Europäischen Gemeinschaften (Hrsg.) (2004), S. 3.

Unterstützung der Modernisierung bzw. Verschlankung öffentlicher Verwaltungen sein, wobei diese die Kontrolle über die Aufgabenerfüllung behalten.[136]

- Die **mangelnde Auslastung des privaten Sektors** (z.b. in der Bauindustrie) ist ein wesentlicher Treiber für die Ausbreitung von PPP.[137] Aus Sicht der Privatwirtschaft ermöglicht eine Beteiligung an bislang öffentlichen Aufgabenfeldern die Eröffnung neuer Geschäftsfelder, die aufgrund ihrer konjunkturstabilen Nachfragesituation wirtschaftlich interessant sind.[138]

- Die Bereitstellung öffentlicher Leistungen wird in manchen Bereichen, wie der Informationstechnologie (IT) und Kommunikation immer komplexer und erfordert die Zusammenarbeit mit privaten Akteuren, da die **Leistungserbringung weder von der öffentlichen Hand noch von der Privatwirtschaft allein optimal gewährleistet werden kann.**[139] PPP eröffnet also neue Möglichkeiten, komplexe Herausforderungen als „win-win"-Situation für beide Seiten zu meistern.[140]

- Es entstehen bei PPP zwar in der Anbahnungsphase durch die Erstellung langfristiger komplizierter Verträge höhere **Transaktionskosten**[141], jedoch **reduzieren sich diese durch eine PPP-Kooperation erfahrungsgemäß für beide Sektoren** deutlich während der Vertragslaufzeit.[142]

- Derzeit **verringern sich die Sektorengrenzen und teilweise auch Vorurteile zwischen öffentlicher und privater Wirtschaft**: Öffentliche Unternehmen arbeiten vermehrt wirtschaftlich. Private Unternehmen verstärken ihr gesellschaftliches Engagement. Sie lernen das politisch und gesetzlich beeinflusste

---

[136] Vgl. Alfen, H. u. a. (2005), S. 1084, Bolz, U. (Hrsg.) (2005), S. 8-9, und Eichhorn, P. (1997), S. 199.

[137] Vgl. Budäus, D. (2003b) S 10-11.

[138] Vgl. Gottschalk, W. (1997), S. 163.

[139] Vgl. Budäus, D. (2003a), S. 215, und Budäus, D. (2003b) S. 11.

[140] Vgl. Bolz, U. (Hrsg.) (2005), S. 8.

[141] Unter Transaktionskosten im Zusammenhang mit PPP versteht man Anbahnungs-, Vereinbarungs-, Kontroll-, Anpassungs- und Durchsetzungskosten. Vgl. Hausmann, F. L. u. a. (Hrsg.) (2005), S. 38-39.

[142] Vgl. Wissenschaftsrat (Hrsg.) (2006), S. 9, Budäus, D. (2003a), S. 215, und Eichhorn, P. (2006), S. 107-108.

Umfeld, in dem sich öffentliche Unternehmen bewegen, besser kennen. Dieses Umdenken bringt Verwaltungen verstärkt zur Kooperation mit Privaten.[143]

Im **internationalen Kontext** lassen sich folgende wesentliche **Treiber** für die Ausbreitung von PPP ausmachen: In Entwicklungsländern nutzt man PPP häufig für die Bereitstellung fehlender grundlegender Infrastruktur. In Europa und anderen Industrienationen geht es meist um eine kostengünstigere Umsetzung von Investitionsvorhaben oder den Erhalt des vorhandenen Infrastrukturniveaus – entweder aufgrund finanzieller Engpässe oder mit dem Wunsch nach effizienterer Leistungserstellung.[144]

3.3 Abgrenzung zu anderen Formen der Privatisierung

Die Zusammenarbeit zwischen öffentlicher Hand und privater Wirtschaft kann unterschiedlich gestaltet sein. PPP ist nur eine Möglichkeit, Private in die Erfüllung öffentlicher Aufgaben einzubeziehen. Dieses Kapitel stellt die verschiedenen Privatisierungsfälle als Alternativen zur Eigenrealisierung der öffentlichen Hand dar. Auf die Möglichkeiten von Finanzhilfen, Sponsoring und Bürgerengagement wird hier wegen mangelnder Relevanz für das PPP-Konzept im Krankenhausbereich nicht näher eingegangen.[145]

Der Begriff der Privatisierung[146] hat drei wesentliche Ausprägungen: Die formelle, materielle und funktionale Privatisierung. Abbildung 8 gibt einen Überblick über diese Privatisierungsformen.

---

[143] Vgl. Gottschalk, W. (1997), S. 163, und Bolz, U. (Hrsg.) (2005), S. 8.

[144] Vgl. Bolz, U. (Hrsg.) (2005), S. 302.

[145] Vgl. Bolz, U. (Hrsg.) (2005), S. 21-23.

[146] Da Uneinigkeit über die genaue Abgrenzung des Privatisierungsbegriffs besteht, werden hier sowohl die Konzessionierung als auch Contracting Out unter dem funktionalen Privatisierungsbegriff subsumiert. Vgl. Bertelsmann Stiftung u. a. (Hrsg.) (o.J.), S. 14, und Friedrich Ebert Stiftung (2006a).

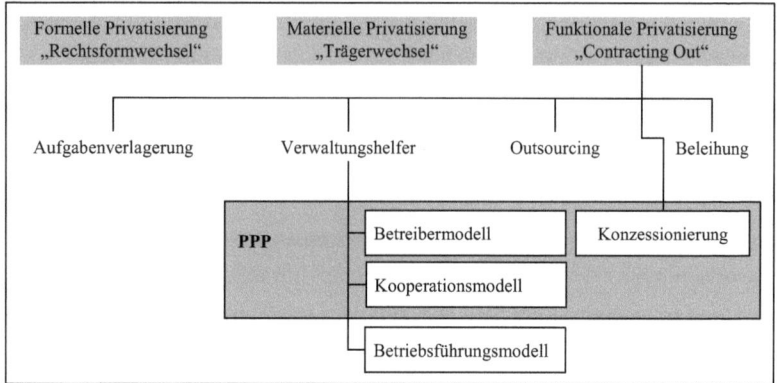

Abbildung 8: Systematisierung des Privatisierungsbegriffs[147]

3.3.1 Formelle Privatisierung

Die Formelle Privatisierung oder Organisationsprivatisierung wird auch als un-
echte Privatisierung oder Scheinprivatisierung bezeichnet, da hier eine öffentliche
Organisation lediglich eine private Rechtsform erhält: Eine Aufgabe, die vormals
durch die Verwaltung selbst wahrgenommen wurde, übernimmt nun eine Aktien-
gesellschaft (AG) oder GmbH in öffentlicher Trägerschaft. Die formelle Privatisierung hat zum Vorteil, dass die öffentliche Hand als Eigentümerin des Unternehmens ihre Einflussmöglichkeiten größtenteils beibehält und sich gleichzeitig
positive steuerliche, betriebswirtschaftliche und personalbezogene Effekte zu
Nutze machen kann.[148] Im Krankenhausbereich spielt das Instrument der Organisationsprivatisierung als Vorbereitung auf ein PPP-Projekt eine bedeutende Rolle
(Kap. 2.5.2).[149] Öffentliche Krankenhäuser können dabei zu einer GmbH oder
AG[150] umfirmiert werden.[151] In der Praxis kommt die AG nur ausnahmsweise in
Betracht, da der Vorstand der AG gegenüber der Hauptversammlung nicht wei-

147 Eigene Darstellung in Anlehnung an Friedrich Ebert Stiftung (2006a). Wegen mangelnder Relevanz für den PPP-Begriff im Sinne dieser Arbeit und den Krankenhausbereich wird auf die Ausprägungen Aufgabenverlagerung und Beleihung nicht näher eingegangen.
148 Vgl. Friedrich Ebert Stiftung (Hrsg.) (2006b), S. 1-2.
149 Vgl. Bremermann, W. u. a. (2006), S. 366.
150 Eine Gemeinde darf sich nicht an einer offenen Handelsgesellschaft, Gesellschaft des bürgerlichen
Rechts oder als Komplementär an einer Kommanditgesellschaft beteiligen, da hierbei die Haftung
nach außen nicht beschränkt werden kann. Vgl. Deutscher Städte- und Gemeindebund (2002),
S. 10.
151 Vgl. Pföhler, W. (2004), S. 34-35.

sungsgebunden ist. In Deutschland hat ein großer Teil der öffentlich-rechtlichen Krankenhäuser bereits private Rechtsformen erhalten: In Bayern lag deren Anteil 2005 bereits bei 49 %, in Sachsen bei 63 %, in Berlin sogar bei fast 100 %.[152] Eine spezielle Möglichkeit der Organisationsprivatisierung für das Krankenhaus ist die Ausgliederung.[153] Dabei überträgt eine öffentliche Organisation eine Aufgabe an ein ihr zugehöriges, jedoch ausgegliedertes Unternehmen.[154] Im Krankenhaus werden solche Tochter- oder Servicegesellschaften (z.B. für Wäscherei- oder Cateringleistungen) gegründet.[155] Die formelle Privatisierung kann auch ein erster Schritt in Richtung materielle Privatisierung sein.[156]

3.3.2 Materielle Privatisierung

Materielle Privatisierung oder Aufgabenprivatisierung wird üblicherweise als echte Privatisierung bezeichnet. Dabei scheidet die Pflicht zur Erfüllung einer öffentlichen Aufgabe aus dem öffentlichen Verantwortungsbereich aus und wird in private Hände gegeben. Es bleibt allerdings bei einer Restverantwortung der öffentlichen Hand, insbesondere für den Fall, dass der Private scheitert. Eine öffentliche Organisation fällt an einen privaten Träger und steht sodann in völligen Wettbewerb mit anderen Unternehmen der Privatwirtschaft. Eine materielle Privatisierung kann den Verkauf ganzer Unternehmen oder die Bildung von gemischtwirtschaftlichen Unternehmen durch die Beteiligung Privater an bisher öffentlichen Unternehmen bedeuten.[157] Auch die materielle Privatisierung ist im Krankenhaussektor weit verbreitet (vgl. Kap. 2.5.1). Die bisher wohl spektakulärste Privatisierung auf dem deutschen Krankenhausmarkt war die erste Privatisierung eines Universitätsklinikums: Das Klinikum Gießen-Marburg wurde 2006 von der privaten Rhön-Klinikum AG gekauft.[158]

---

[152] Vgl. Arbeitsgemeinschaft Krankenhauswesen der AOLG (Hrsg.) (2005), S. 59-86.
[153] Vgl. Lovells (Hrsg.) (2004), S. 5.
[154] Vgl. Bolz, U. (Hrsg.) (2005), S. 22.
[155] Vgl. Frosch, E. u. a. (2001), S. 21.
[156] Vgl. Friedrich Ebert Stiftung (Hrsg.) (2006d), S. 1-2.
[157] Vgl. Friedrich Ebert Stiftung (Hrsg.) (2006d), S 1. Eine solche Teilprivatisierung wurde am LBK Hamburg vollzogen, an dem die Asklepios Kliniken GmbH bis 2007 74,9% der Anteile halten wird. Vgl. o.V. (2004).
[158] Vgl. o.V. (2006a).

3.3.3 Funktionale Privatisierung

Bei einer funktionalen Privatisierung - zu der auch PPP gehört[159] - verbleibt die Aufgabenverantwortung bei der öffentlichen Hand.[160] Ein Dritter wird für die Übernahme von Teilfunktionen, die für die Aufgabenerfüllung notwendig sind, eingeschaltet. Im Gegensatz zur formellen und materiellen Privatisierung ist die funktionale Privatisierung nicht mit einem Wechsel der Rechtsform verbunden. Im Folgenden wird auf drei Arten der funktionalen Privatisierung, nämlich Outsourcing, die Einschaltung eines Verwaltungshelfers und die Konzessionierung näher eingegangen.[161]

- Unter **Outsourcing**[162] versteht man die Auslagerung von Unternehmensprozessen oder -funktionen. Anstelle der Eigenerledigung werden Produkte und Dienstleistungen von externen Unternehmen zugekauft.[163] Die Verantwortung für die Aufgabe bleibt bei der öffentlichen Hand.[164] Die am weitesten verbreitete Form des Outsourcings ist die Übertragung der Aufgabenerfüllung an eine Fremdfirma.[165] Im Krankenhaus bieten sich nicht-medizinische Bereiche wie Zentralsterilisation, Küchenbereich, Reinigungsdienst und Elektronische Datenverarbeitung (EDV), aber auch medizinische Bereiche wie Blutbank oder Radiologie für ein Outsourcing an.[166] Outsourcing dient der Beschaffung für den eigenen Gebrauch und ist zunächst nicht als PPP einzustufen. Gestaltet sich die Kooperation jedoch langfristig und partnerschaftlich, kann sie zu einer PPP-Konstruktion im engeren Sinne werden.[167]

- Ein **Verwaltungshelfer** ist Erfüllungsgehilfe für die Verwaltung. Er arbeitet nicht selbständig, sondern im Auftrag und nach Weisung der öffentlichen Hand. Verwaltungshelfer können in Form von Betriebsführungsmodellen, Be-

---

[159] Vgl. Dammert, B. (2004), S. 164, Bachof, O. u. a. (1999), S. 501.
[160] Vgl. Bertelsmann Stiftung u. a. (Hrsg.) (o.J.), S. 14.
[161] Vgl. Friedrich Ebert Stiftung (Hrsg.) (2006c), S. 1-3.
[162] Von Outside Resource Using.
[163] Vgl. Frosch, E. u. a. (2001), S. 19.
[164] Vgl. Friedrich Ebert Stiftung (Hrsg.) (2006c), S. 1.
[165] Vgl. Frosch, E. u. a. (2001), S. 26.
[166] Vgl. Frosch, E. u. a. (2001), S. 39-43.
[167] Vgl. Bolz, U. (Hrsg.) (2005), S. 22.

treibermodellen und Kooperationsmodellen organisiert sein (vgl. Abb. 8).[168]
Beim Betriebsführungsmodell betreibt die öffentliche Hand - anders als bei
den anderen beiden Modelltypen - das Objekt weiterhin selbst und überträgt
nur dessen Management gegen Entgelt an einen Privaten.[169] Im Krankenhausbereich kennt man Betriebsführungsmodelle als Management- oder Geschäfts-
besorgungsverträge. Damit kauft der Krankenhausträger Management Know-
how ein, muss sich aber nicht langfristig an einen Manager binden und behält
als Träger weitgehenden Einfluss auf das Klinikum. Betriebsführungsmodelle
werden hier nicht PPP zugeordnet, da ihnen meist das Kriterium der Langfristigkeit fehlt (vgl. Kap. 3.1.2).[170] Auch Managementverträge können im Krankenhausbereich ein erster Schritt in Richtung materielle Privatisierung sein.[171]
Diese Strategie wird bspw. von den privaten Krankenhausketten Asklepios
Kliniken GmbH und Sana Kliniken GmbH verfolgt.[172] **Die beiden anderen
Formen des Verwaltungshelfers - Betreiber- und Kooperationsmodelle -
fallen unter den Begriff PPP im Sinne dieser Arbeit** (vgl. Kap. 3.6.2).

- Bei einer **Konzessionierung** wird einem Auftraggeber als Gegenleistung statt
  oder neben einer Vergütung ein Recht auf Nutzung eines Objektes oder eine
  sonstige Erwerbschance eingeräumt (§ 32 Nr. 1 VOB/A). Der geschaffene
  Vermögensgegenstand wird damit nicht ausschließlich durch den Auftraggeber sondern ganz oder teilweise durch Dritte finanziert. Im Krankenhausbereich sind solche Konzessionen sowohl für die Finanzierung von Geräten als
  auch für die Realisierung von Gebäuden möglich, wenn und soweit diese nicht
  ausschließlich durch den jeweiligen Krankenhausbetreiber genutzt werden.
  Für solche Konzessionen, die als Dienstleistungs- oder Baukonzessionen qua-
  lifiziert werden können, gelten weniger strenge vergaberechtliche Anforderungen als für klassische Liefer- und Bauaufträge.

---

[168] Vgl. Friedrich Ebert Stiftung (Hrsg.) (2006c), S. 2-3.
[169] Vgl. Bertelsmann Stiftung u. a. (Hrsg.) (o.J.), S. 16.
[170] Vgl. Gottschalk, W. (1997), S. 160.
[171] Vgl. Wissenschaftsrat (Hrsg.) (2006), S. 39-40.
[172] Vgl. Ennemann, U. (2003), S. 52-53.

3.3.4 Wertung der Privatisierungsalternativen für den Krankenhausbereich

Bisher wurden von den vorgenannten Privatisierungsalternativen hauptsächlich die materielle Privatisierung, der Abschluss von Managementverträgen und das Outsourcing im Krankenhausbereich umgesetzt, wobei jede dieser Möglichkeiten Nachteile entweder für den öffentlichen Träger oder die private Seite hat. Beim Verkauf eines Krankenhauses oder eines Mehrheitsanteils an private Träger verliert die öffentliche Hand die Möglichkeit der direkten Einflussnahme. Der Abschluss eines Managementvertrages erhält zwar die Eingriffsmöglichkeiten der Verwaltung, belässt jedoch auch das wirtschaftliche Risiko des Krankenhausbetriebes bei ihr. Im Vergleich zur materiellen Privatisierung ist ein Betriebsführungsvertrag für den Privaten eine weniger attraktive Option, da dieser meist befristet ist und die öffentliche Hand weiter umfassende Einflussrechte hat. Die Möglichkeit des Outsourcings kann nicht auf den gesamten Krankenhausbetrieb angewandt werden. Sie ist nur für einzelne Geschäftsbereiche abseits der medizinischen Kernleistung sinnvoll. PPP hat gegenüber den bisher genannten Privatisierungsmöglichkeiten den Vorteil, dass sowohl die öffentliche, als auch die private Seite Einflussmöglichkeiten auf den Krankenhausbetrieb behalten. Risiken und Aufgaben werden zwischen den Partnern aufgeteilt, die Verantwortung für den Betrieb aber gemeinsam übernommen. Die Langfristigkeit schützt den Privaten vor den Auswirkungen politischer Entscheidungen und erlaubt der öffentlichen Hand eine verlässliche Prognose ihrer Zahlungsverpflichtungen.[173] Dass die Privatisierungsmöglichkeiten für Krankenhäuser durchaus alternativ in Erwägung gezogen werden, zeigt das Beispiel des Universitätsklinikums Gießen und Marburg. Dort scheiterte die Umsetzung eines PPP-Vorhabens an der Übernahme des Universitätsklinikums durch die Rhön-Klinikum AG.[174]

3.4 Rolle der PPP-Kooperationspartner

Public Private Partnership - wie der Name schon sagt - ist eine Partnerschaft. Die Partner teilen sich dabei Aufgaben, Risiken und Verantwortlichkeiten für eine

---

[173] Vgl. Riecken, J., Schmidt, D. (2002), S. 42-43.
[174] Gemäß Interview mit Wiehl, M. am 13.06.2006.

bestmögliche Aufgabenerfüllung. Das vorliegende Kapitel stellt typische Kooperationspartner einer PPP und ihre Rollen bei der Zusammenarbeit vor.

3.4.1 Öffentlicher Partner

Öffentlicher Partner im Rahmen einer PPP-Konstruktion können alle öffentlichen
Betriebe, also die öffentliche Verwaltung (Bund, Länder und Kommunen) oder
öffentliche Unternehmen sein.[175] Die Aufgaben eines öffentlichen Partners
können je nach Projekttyp variieren. Die **Rolle** der öffentlichen Hand innerhalb
einer PPP kann folgende Aufgaben beinhalten:[176]

- Gewährleistung der Grundversorgung der Bevölkerung mit öffentlichen
  Dienstleistungen,
- Projektentwickler, Gesellschafter und Mitunternehmer,
- Finanzierungspartner, der ermittelt, welche Möglichkeiten der Finanzierung
  oder Refinanzierung sich für das Projekt bieten und
- Auftraggeber.

3.4.2 Private Partner

Auf der privaten Seite eines PPP-Projektes kommen zwei Arten von Koopera-
tionspartnern in Frage: Investoren und Dienstleister. Unter **Investoren** versteht
man „echte" Partner, die sich langfristig finanziell an einem Projekt und den damit verbundenen Risiken beteiligen. Dies können Ausführungspartner (z.B. Bau-
unternehmen) oder Finanzierungspartner (z.B. Beteiligungsunternehmen und Kreditinstitute) sein. **Dienstleister** sind dagegen Firmen, die Beratungsleistungen zur
Gestaltung und Durchführung der PPP beisteuern. Dies kann Finanzierungs-,
Rechts- und Steuerberatung oder Unterstützung in Bereichen wie Projektmanagement oder technischer Umsetzung sein.[177] Die **Rolle** der privaten Partner kann folgende Aufgaben umfassen:[178]

---

[175] Vgl. Eichhorn, P. (Hrsg.) (2003), S. 754-755.
[176] Vgl. Arbeitsgemeinschaft für wirtschaftliche Verwaltung e. V. (Hrsg.) (2003), S. 14.
[177] Vgl. Bolz, U. (Hrsg.) (2005), S. 33-34.
[178] Vgl. Arbeitsgemeinschaft für wirtschaftliche Verwaltung e. V. (Hrsg.) (2003), S. 15.

- Projektentwicklung,
- Projektdurchführung,
- Betreiberleistungen,
- Investoren- bzw. Sponsorentätigkeit[179] und
- Projektfinanzierung oder -mitfinanzierung.

3.4.3 Weitere Partner

Zusätzlich zu den klassischen privaten und öffentlichen Partnern in einer PPP können auch weitere Partner einbezogen werden. Hier ist an regierungsferne Organisationen und große gemeinnützige Unternehmen zu denken.[180] Im Krankenhausbereich könnten hier medizinische Fachgesellschaften, Stiftungen oder lokale Interessensverbände eingebunden werden. Auch die deutschen PPP-Task Forces, (z.b. auf Landesebene am Finanzministerium Nordrhein-Westfalen (NRW) oder auf Bundesebene am Bundesministerium für Verkehr, Bau und Stadtentwicklung) können als Partner die Umsetzung eines PPP-Projekts unterstützen.[181]

3.5 Erfolgsfaktoren für PPP

Aus der bisherigen Erfahrung mit der Durchführung von PPP-Projekten lassen sich folgende wesentliche Erfolgsfaktoren für PPP ableiten, die in diesem Kapitel genauer beschrieben werden:[182]

- Eine ergebnisorientierte Leistungsbeschreibung (Outputspezifikation),
- die Orientierung am gesamten Objektlebenszyklus,
- eine angemessene Verteilung der Projektrisiken zwischen den jeweiligen Partnern,
- anreizverträgliche und leistungsorientierte Vergütungsmechanismen und
- ein Verfahren zur Auswahl der Partner, das zu genügend Wettbewerb unter den Bietern führt.

---

[179] Der hier verwendete Sponsorenbegriff bezieht sich auf langfristig beteiligte Investorenpartner, ist also vom Sponsoring aus Marketingzwecken zu unterscheiden.

[180] Vgl. Bolz, U. (Hrsg.) (2005), S. 34.

[181] Websites der Task Forces: www.ppp-bund.de, www.ppp.nrw.de [Stand 01.10.2006].

[182] Vgl. PPP-Task Force Nordrhein-Westfalen (Hrsg.) (2005), S. 10-11, und Bauhaus-Universität Weimar u. a. (Hrsg.) (2003a), S. 4-5.

Diese Kriterien gelten auch für Projekte im Krankenhausbereich. Hier muss jedoch bei der Vertragsgestaltung und Projektdurchführung besonders auf die Vielzahl von Schnittstellen geachtet werden, die zwischen den an Private übertragbaren Aufgaben und den beim öffentlichen Träger verbleibenden medizinischen Kernleistungen entstehen (vgl. Kap. 5.3.1).[183]

3.5.1 Outputspezifikation

Unter Outputspezifikation[184] versteht man „die Beschreibung und Definition der Ergebnisse eines PPP-Konzepts"[185]. Sie ist Teil der ergebnisorientierten Leistungsbeschreibung, die zu den Ausschreibungsunterlagen gehört (vgl. Kap. 6.4.2).[186]

- **Charakteristika**

Ziel der Outputspezifikation ist es, den Bietern bei der Ausgestaltung ihrer Leistungen Freiheiten zu lassen, woraus innovative Konzepte und Effizienzgewinne entstehen sollen.[187] Bei dieser funktionalen Ergebnisbeschreibung wird die erwartete Leistung allgemein formuliert, sodass der private Partner eigene Ideen einbringen kann. Trotz des gewünschten gestalterischen Freiraums müssen die Outputs genau festgelegt werden, damit Missverständnisse vermieden und die Leistung später möglichst einfach gemessen werden kann. Dies geschieht durch die Definition von Standards und Zielen (z.B. anhand von Normen, Förderrichtlinien oder Benchmarks aus ähnlichen Projekten) für jede Leistung. Mit der Outputspezifikation wird dem zuständigen Projektpartner das Risiko für die übernommene Leistung zugewiesen. Er wendet das von ihm gewählte Verfahren zur Erfüllung der Anforderungen auf eigenes Risiko an. Die Outputspezifikation wird während der gesamten PPP-Vertragslaufzeit weiter entwickelt. Je weiter das Projekt fort-

---

183 Gemäß Interview mit PPP-Task Force NRW am 11.07.2006.
184 Von: „Output Specification" aus dem englischen Sprachgebrauch.
185 Bremer, B. G. (2005), S. 80.
186 Vgl. Meyer-Hofmann, B. u. a. (Hrsg.) (2005), S. 71.
187 Vgl. Meyer-Hofmann, B. u. a. (Hrsg.) (2005), S. 61.

40

schreitet, desto geringer ist der Umfang, in dem Änderungsvorschläge und An-
merkungen der Bieter berücksichtig werden können.[188]

- **Vergleich mit der Inputspezifikation**

Im Gegensatz zur traditionell bei öffentlichen Ausschreibungen verwendeten Inputspezifikation legen Auftraggeber und öffentlicher Träger bei einer ergebnisorientierten Leistungsbeschreibung fest, welches **Ergebnis** während der Projektlaufzeit erreicht werden soll, jedoch **nicht, auf welche Weise** es erreicht werden
soll.[189] Abbildung 9 verdeutlicht den Unterschied zwischen inputorientiertem
Leistungsverzeichnis und outputorientierter Leistungsbeschreibung.[190]

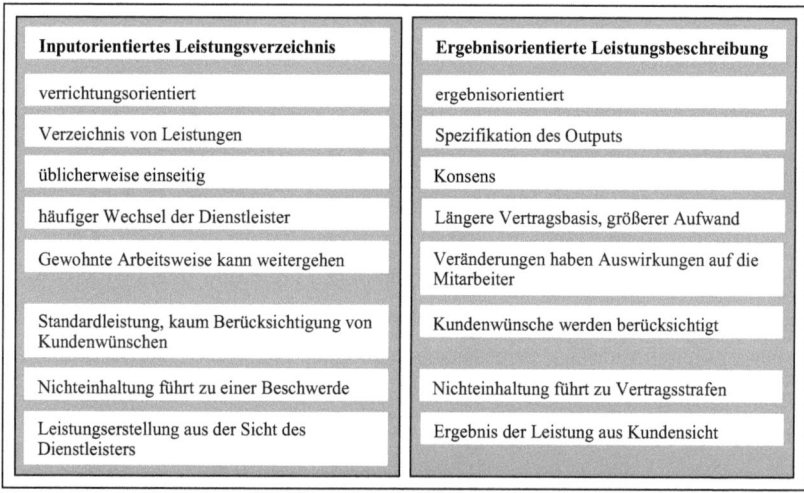

Inputorientiertes Leistungsverzeichnis	Ergebnisorientierte Leistungsbeschreibung
verrichtungsorientiert	ergebnisorientiert
Verzeichnis von Leistungen	Spezifikation des Outputs
üblicherweise einseitig	Konsens
häufiger Wechsel der Dienstleister	Längere Vertragsbasis, größerer Aufwand
Gewohnte Arbeitsweise kann weitergehen	Veränderungen haben Auswirkungen auf die Mitarbeiter
Standardleistung, kaum Berücksichtigung von Kundenwünschen	Kundenwünsche werden berücksichtigt
Nichteinhaltung führt zu einer Beschwerde	Nichteinhaltung führt zu Vertragsstrafen
Leistungserstellung aus der Sicht des Dienstleisters	Ergebnis der Leistung aus Kundensicht

Abbildung 9: **Vergleich zwischen inputorientiertem Leistungsverzeichnis
und ergebnisorientierter Leistungsbeschreibung[191]**

3.5.2 Lebenszyklusansatz

Eines der wesentlichen Merkmale von PPP-Verträgen ist ihre Langfristigkeit. Die
Kooperation umfasst den gesamten Objektlebenszyklus. Im Krankenhausbereich

---

[188] Vgl. Schlicht, W. (2003), S. 6 und 9-10.
[189] Vgl. Bremer, B. G. (2005), S. 80.
[190] Ein ausführlicherer Vergleich zwischen Input- und Outputspezifikation findet sich in Anhang A.
[191] Eigene Darstellung in Anlehnung an Meyer-Hofmann, B. u. a. (Hrsg.) (2005), S. 61.

ist PPP grundsätzlich für immobilienbezogene Projekte, Projekte zur Unterstützung des klinischen Bereichs, Logistik, IT und Beschaffung sinnvoll.[192] Krankenhaus-PPPs konzentrieren sich momentan auch wegen der nötigen Mindestinvestitionsvolumina auf den Immobilienbereich. Daher wird hier von dem typischen Lebenszyklus eines Gebäudes ausgegangen. Der Lebenszyklus gliedert sich dabei in folgende Phasen:[193]

- **Konzeptions- und Planungsphase:** In dieser Phase erfolgen Vor-, Entwurfs- sowie Genehmigungs- und Ausführungsplanung. Es werden die Rahmenbedingungen eines Objekts unter Beachtung von Wirtschaftlichkeit, technischen Anforderungen und rechtlichen Rahmenbedingungen festgelegt. Die Planung muss mit großer Sorgfalt und unter Berücksichtigung der spezifischen Nutzeranforderungen erfolgen, da Entscheidungen in dieser Phase die Folgekosten stark beeinflussen und im späteren Verlauf nur schwer revidiert werden können.[194]

- **Realisierungsphase**: Zwischen Planungs- und Realisierungsphase kann i.d.R. keine genaue zeitliche Abgrenzung erfolgen: So könnten während der ersten Rohbauarbeiten noch Feinheiten an der sanitären Planung vorgenommen werden. Die Realisierungsphase endet bei Fertigstellung des Gebäudes.[195]

- **Nutzungsphase**: Die Nutzungsphase ist die längste Phase im Lebenszyklus des Gebäudes.[196] Da die Nutzungsphase abhängig von der Art des Bauwerks 60-80 % der Lebenszykluskosten ausmachen kann, müssen die Nutzungskosten möglichst frühzeitig Berücksichtigung finden und optimiert werden.[197] Die Projektverantwortlichen der PPP am Westdeutschen Protonentherapiezentrum Essen (WPE) kalkulieren mit 40% Investitionskosten und 60 % Betriebskosten.[198]

---

[192] Gemäß Interview mit PPP-Task Force NRW am 11.07.2006.
[193] Vgl. Ehrenheim, F. u. a. (2003), S. 5-14.
[194] Vgl. Ehrenheim, F. u. a. (2003), S. 8.
[195] Vgl. Ehrenheim, F. u. a. (2003), S. 9.
[196] Vgl. Ehrenheim, F. u. a. (2003), S. 10.
[197] Vgl. Meyer-Hofmann, B. u. a. (Hrsg.) (2005), S. 36.
[198] Gemäß Interview mit Bedenbecker, M. am 06.09.2006.

- **Reorganisations- und Verwertungsphase**: Nach Ende der Nutzungsphase wird entschieden ob das Objekt weitergenutzt oder abgerissen werden soll (vgl. Kap. 6.6). Im Falle einer Weiternutzung fallen Kosten für Sanierung, Umbau oder Erweiterungsmaßnahmen an. Ist das Gebäude nicht mehr nutzbar oder erfordert seine Anpassung an veränderte Nutzeranforderungen unverhältnismäßig hohe Kosten, so fallen am Ende des Gebäudelebenszyklus Abrisskosten an.[199]

Abbildung 10 zeigt die Lebenszyklusphasen eines Gebäudes, die Entwicklung der zugehörigen kumulierten Kosten und ihre abnehmende Beeinflussbarkeit.

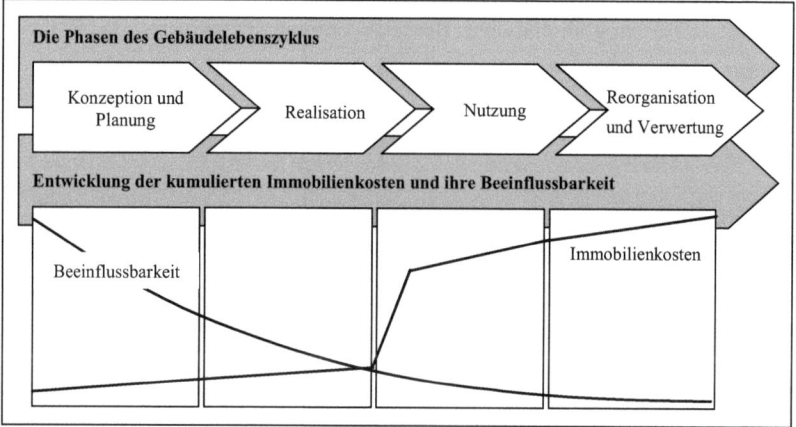

Abbildung 10: **Immobilienkosten und ihre Beeinflussbarkeit im Gebäudelebenszyklus[200]**

Bei PPP werden Planungs-, Erstellungs-, Nutzungs- und, je nach Vertragsgestaltung, auch Verwertungsleistungen aus einer Hand erbracht. Die ansonsten unterschiedlichen Zielsysteme von Planer und späterem Nutzer werden einander ähnlich.[201] Die Betrachtung des gesamten Lebenszyklus und der damit verbundenen Kosten (Life Cycle Costs) aus einmaligen Investitionskosten und laufenden Folgekosten sowie der frühzeitigen Einbindung von Nutzeranforderungen führt zu-

---

[199] Vgl. Ehrenheim, F. u. a. (2003), S. 10.

[200] Eigene Darstellung in Anlehnung an Ehrenheim, F. u. a. (2003), S. 5, und Meyer-Hofmann, B. u. a. (Hrsg.) (2005), S. 36-37.

[201] Vgl. Pfnür, A. (2004), S. 58.

dem zur Errichtung von Gebäuden, die den Ansprüchen eines optimierten Facility Management (FM) genügen.[202] Die Errichtung von „Architektendenkmälern, deren Kosten in keinem Verhältnis zum entstehenden Nutzen stehen"[203], wird vermieden. Die Lebenszyklusorientierung erzwingt vom privaten Partner geradezu ein langfristiges Denken: Wenn er über 20 oder 30 Jahre für ein Gebäude verantwortlich ist, kann er die Kosten für die Errichtung mit den Kosten der Instandhaltung abwägen und ein Optimum finden.[204]

3.5.3 Risikomanagement

Ein wesentliches Merkmal von PPP ist die sachgerechte Verteilung der Projektrisiken zwischen den Partnern. Die Erfahrung mit PPP in Großbritannien hat gezeigt, dass die richtige Risikoverteilung das Herzstück einer erfolgreichen Kooperation ist.[205] Gemäß internationalen Studien können durch eine PPP-Lösung über den Lebenszyklus bis zu 25 % der gesamten Kosten eingespart werden – Einsparungen, die im Wesentlichen durch eine optimale Risikoallokation erreicht werden.[206] „PPP-Konstruktionen ... sind ja keine Liebesbeziehungen, sondern Zweckgemeinschaften zum gegenseitigen Nutzen"[207]. Damit also dieser Nutzen geschaffen wird und die Kooperation erfolgreich ist, müssen die vorhandenen Risiken über den Gesamtlebenszyklus zunächst identifiziert und bei der Vertragsgestaltung fair verteilt werden. Restrisiken, die nicht vertraglich erfasst werden können, müssen eingegrenzt werden, sowie handhabbar und transparent gemacht werden.[208] Risiken im Zusammenhang mit PPP können sowohl eine negative (Gefahr), als aber auch eine positive (Chance) Ausprägung annehmen.[209] Die Erfahrung mit PPP-Konstruktionen hat gezeigt, dass private Unternehmen Risiken, die ihnen aufgrund ihrer besseren Risikomanagementkompetenz übertragen werden, mit geringeren Kosten bewerten als die öffentliche Seite.[210] Ziel einer PPP-Kon-

---

[202] Vgl. Ehrenheim, F. u. a. (2003), S. 7, und Meyer-Hofmann, B. u. a. (Hrsg.) (2005), S. 36.
[203] Pfnür, A. (2004), S. 58.
[204] Vgl. Steadman, T. (2004), S. 15-16.
[205] Vgl. Steadman, T. (2004), S. 19.
[206] Vgl. Rambold, P., Weber, M. (2005), S. 34.
[207] Schöneich, M. (2004), S. 210.
[208] Vgl. Schöneich, M. (2004), S. 210.
[209] Vgl. Storz, M.A., Frank, M. (2004), S. 12.
[210] Vgl. Adler, F. u. a. (2006), S. 115.

struktion ist ein optimaler Risikotransfer, bei dem die Summe der Risikokosten minimal und der Vorteil für die öffentliche Seite maximal wird.[211]

3.5.3.1 Wesentliche Risiken eines PPP-Projektes

Bei den Projektrisiken einer PPP unterscheidet man zwischen projektspezifischen Risiken, die von den PPP-Beteiligten bis zu einem gewissen Grad beeinflusst werden können und externen Risiken, die nicht beeinflussbar sind. Zusätzlich lassen sich Risiken vor Fertigstellung des Gebäudes (pre completion risks) und nach dessen Fertigstellung (after completion risks) unterscheiden.[212]

- Risiken **vor Fertigstellung** sind Dokumentationsrisiken (z.b. eine mangelhafte Festschreibung der Interessen der Projektbeteiligten), Planungsrisiken (z.b. das Risiko einer fehlerhaften Planung), Konstruktionsrisiken (z.b. unerwartete Bodenverhältnisse in Form von Asbestbelastung) und Strukturierungsrisiken (z.b. eine nicht angemessene Finanzierungsstruktur mit hohen Finanzierungskosten).[213]

- Risiken **nach Fertigstellung** sind Betriebsrisiken (z.b. Schlechterfüllung der Leistung für die öffentliche Hand), Wettbewerbsrisiken (z.b. ein Nachfragerückgang nach der erbrachten Leistung), Gegenparteirisiken (z.b. der Konkurs eines privaten Partners) und Residualrisiken (Abweichung zwischen dem kalkulierten Sollwert und dem tatsächlichen Istwert des Objektes).[214]

- Projektbezogene **Finanzielle Risiken** (z.b. eine Überschreitung der geplanten Erstellungskosten oder nicht ausreichend Cash Flow zur Zins- und Tilgungsleistung) bestehen während des gesamten Objektlebenszyklus.[215]

- **Externe Risiken** während des **gesamten Objektlebenszyklus** sind politische und rechtliche Risiken (z.b. durch die Änderung relevanter Gesetze und der politischen oder wirtschaftlichen Stabilität).[216]

---

[211] Vgl. Rambold, P., Weber, M. (2005), S. 35.

[212] Vgl. Bolz, U. (Hrsg.) (2005), S. 149.

[213] Vgl. Bolz, U. (Hrsg.) (2005), S. 150-153.

[214] Vgl. Bolz, U. (Hrsg.) (2005), S. 153-154.

[215] Vgl. Savas, E. S. (2000), S. 252-253, und Bolz, U. (Hrsg.) (2005), S. 155.

Im Rahmen des am Universitätsklinikum Köln geplanten PPP-Projektes wurden Grundstücks-, Entwurfs-, Bau-, Betriebs-, Energie-, Technologie-, Genehmigungs-, Finanzierungs-, Gesetzesänderungs- und Leistungsänderungsrisiken sowie das Risiko von höherer Gewalt identifiziert.[217] Welche Risiken für ein Vorhaben relevant sind und geregelt werden müssen sowie deren Verteilung auf die Projektpartner ist Gegenstand der Projektverhandlungen und hängt von der Tiefe der Leistungsübernahme des Privaten ab.[218] Bilfinger Berger BOT lehnt im Zusammenhang mit Krankenhaus-PPPs die Übernahme des Auslastungsrisikos (z.B. von Operationssälen) und des Risikos der ausreichenden Vergütung von erbrachten Leistungen ab. Stattdessen übernimmt das Unternehmen Risiken im Zusammenhang mit der Verfügbarkeit und Funktion der Räumlichkeiten. Genehmigungsrisiken, Gesetzesänderungsrisiken oder die Anpassung der technischen Ausstattung nach dem neuesten Stand der Technik sind projektspezifisch zu verhandeln.[219]

3.5.3.2 Der Risikomanagement-Prozess

„Unter Risikomanagement im Zusammenhang mit PPP-Projekten versteht man die Identifikation, Bewertung und Allokation der Projektrisiken bei den beiden Parteien des Projektvertrages in den Phasen I bis III sowie die Überwachung des Projektverlaufs und gegebenenfalls Einleitung entsprechender Abhilfemaßnahmen in den Phasen IV und V"[220].[221]

Dabei werden zu Projektbeginn alle möglichen Risiken identifiziert (vgl. Kap. 3.5.3.1) und überlegt, welche Risiken für eine Übertragung an den privaten Partner geeignet sind.[222] Diese Verteilung geschieht mit Hilfe einer Risikomatrix.[223] Anschließend werden die identifizierten Risiken in einer Risikoliste genauer beschrieben und bewertet. Diese Bewertung kann bspw. mit Hilfe von Risikoworkshops und Marktansprachen (vgl. Kap. 6.3.3.1) erfolgen. Darauf aufbau-

---

[216] Vgl. Savas, E. S. (2000), S. 253-254, und Bolz, U. (Hrsg.) (2005), S. 149 und 155.

[217] Gemäß Interview mit Burger, Th. am 15.08.2006.

[218] Gemäß Interview mit Burger, Th. am 15.08.2006.

[219] Gemäß Interview mit Becher, G. am 19.09.2006.

[220] Rambold, P., Weber, M. (2005), S. 34.

[221] Die fünf Phasen des PPP-Prozesses werden in Kap. 6 detailliert beschrieben.

[222] Vgl. Rambold, P., Weber, M. (2005), S. 34.

[223] Vgl. Horn, K.-U. (2003), S. 43. Eine beispielhafte Risikomatrix findet sich in Anhang E.

end wird eine optimale Risikoallokation vorgenommen. Zur Ermittlung der Risikokosten eignen sich Erwartungswerte, die man durch die Aufstellung verschiedener Risikoszenarien mit den zugehörigen Kosten erhält oder Marktpreise, die den Kosten einer Versicherung für das jeweilige Risiko entsprechen.[224] Tabelle 2 zeigt ein vereinfachtes Beispiel für die Bewertung des Risikos „Überschreitung der Baukosten".

Szenario	Kosten	Schadenshöhe		Eintrittswahr-scheinlichkeit	Risikowert	
	Mio.	Mio.	%	%	Mio.	%
1 Unterschreitung	100,00	-10,00	-9,09	5,00	-0,50	-0,45
2 keine Überschreitung	110,00	0,00	0,00	15,00	0,00	0,00
3 Überschreitung	130,00	20,00	18,18	80,00	16,0	14,40
Gesamtrisikowert				100,00	15,50	13,95

Tabelle 2: Berechnung der Risikokosten „Überschreitung der Baukosten" [225]

Bei der Risikobewertung muss auch der mögliche Eintrittszeitpunkt eines Risikos berücksichtigt werden, da die Risikokosten in die Gesamtprojektkosten einfließen und je nach zeitlichem Auftreten unterschiedlich diskontiert werden.[226] Um die Risiken kontinuierlich überwachen und Gegensteuerungsmaßnahmen einleiten zu können, muss das Risikomanagement in den Projektmanagementprozess eingegliedert sein und ein Berichts- und Dokumentationssystem eingerichtet werden. Das System zur Risikosteuerung muss kontinuierlich danach überprüft werden, ob es noch wirksam und dem Projektverlauf angemessen ist oder angepasst werden muss.[227]

3.5.4 Leistungsorientierte Vergütungsmechanismen

Bei PPP erbringt die öffentliche Hand eine Leistung nicht mehr unmittelbar selbst, sondern lässt sie extern erbringen. Die entsprechende Vergütung muss dafür sorgen, dass die öffentliche Seite nur das bezahlt, was der Private auch wirk-

[224] Vgl. Rambold, P., Weber, M. (2005), S. 35-36.
[225] Eigene Darstellung in Anlehnung an Horn, K.-U. (2003), S. 41.
[226] Vgl. Horn, K.-U. (2003), S. 42.
[227] Vgl. Hausmann, F. L. u. a. (Hrsg.) (2005), S. 541.

lich leistet (vgl. Kap. 6.4.3).[228] Bei der Gestaltung des Vergütungsmechanismus wird zunächst, in Anlehnung an die Leistungsbeschreibung und Risikoverteilung (vgl. Kap. 3.5.1 und 3.5.3), das gewünschte Leistungsniveau vereinbart.[229] Die zu erbringende Leistungsqualität wird durch Service Level Agreements (SLAs) zwischen Leistungserbringer und -empfänger vertraglich fixiert. SLAs sind objektive, auf Kennzahlen basierende Bewertungsinstrumente, die die Gesamtleistung in abgegrenzte Einheiten teilen, um sie kontrollier- und messbar zu machen. Ein SLA berücksichtigt Umfang, Qualität und zeitlichen Anfall einer Leistung.[230] Es ist wichtig, die erbrachten Service Levels kontinuierlich zu erfassen und zu überprüfen. Wenn das Leistungsniveau unterschritten wird, treten Sanktionsmaßnahmen in Kraft (Malus-Regelung). Ist eine Mehrleistung erwünscht oder sinnvoll, können dafür Gratifikationen vereinbart werden (Bonus-Regelung).[231] Der Vergütungsmechanismus ist für die private Seite wichtig zur Kalkulation ihrer eigenen Kosten- und Erlössituation. Für die öffentliche Seite sichert er die Leistungserbringung unter Wirtschaftlichkeitsgesichtspunkten und ist ein wirkungsvolles Instrument zur Kontrolle des privaten Partners.[232] Ein solcher anreizverträglicher Vergütungsmechanismus ist die beste Voraussetzung zur Erreichung der gewünschten privaten Leistung und somit auch der gewünschten Rationalisierungsgewinne für die öffentliche Hand.[233]

3.5.5 Wettbewerb auf Bieterseite

Die Gesetze des Wettbewerbs besagen, dass der Wettbewerbsdruck mit zunehmender Zahl an Anbietern wächst. Hoher Wettbewerbsdruck wirkt preissenkend und leistungssteigernd.[234] Dieser Ansatz gilt auch für PPP-Projekte. Wenn auf privater Seite großes Interesse an dem Projekt besteht, kann die öffentliche Hand bessere Bedingungen und günstigere Preise aushandeln.[235] Um auf privater Seite

---

[228] Vgl. Bauhaus-Universität Weimar u. a. (Hrsg.) (2003a), S. 6.
[229] Vgl. Bundesverband deutscher Banken (Hrsg.) (2004), S. 14.
[230] Vgl. Meyer-Hofmann, B. u. a. (Hrsg.) (2005), S. 89.
[231] Vgl. Bolz, U. (Hrsg.) (2005), S. 165-168.
[232] Vgl. Bundesverband deutscher Banken (Hrsg.) (2004), S. 14.
[233] Vgl. Horn, K.-U. (2003), S. 11
[234] Vgl. Wöhe, G. (2000), S. 515-517.
[235] Vgl. Horn, K.-U. (2003), S. 11.

Interesse an einer PPP-Ausschreibung zu wecken, sind folgende Aspekte als Indi-katoren zur Steigerung der Attraktivität eines Projekts am Markt zu beachten:[236]

- Hohes Projektvolumen
- Hoher Betriebsanteil (im Vergleich zu Planung und Bau)
- Funktionale Beschreibbarkeit der Leistung (Outputspezifikation)
- Geringe Komplexität des Projektes
- Positive Prognose für Nachfrageentwicklung
- Gestaltungsfreiräume bei der Projektentwicklung

Sollte die öffentliche Hand unsicher sein, ob von Bieterseite ausreichend Interesse an dem geplanten Projekt besteht, kann noch vor der offiziellen Ausschreibung ein unverbindlicher Markttest durchgeführt werden, wobei mögliche Teilnehmer nach ihrem Interesse an dem Projekt befragt werden (vgl. Kap. 6.3.3.1).[237] Obwohl die öffentliche Hand im Normalfall an einer möglichst schnellen Durch-führung des Vergabeverfahrens interessiert ist, sollte den Bietern ausreichend Zeit für die Erstellung ihrer Angebote gegeben werden, damit sich auch unerfahrene Bieter beteiligen können. Es gibt bisher in Deutschland nur wenige Unternehmen mit umfassender Erfahrung - häufig aus ausländischen Projekten - bei der Erstel-lung von PPP-Angeboten.[238] Erhöhter Bieterwettbewerb kann auch dadurch er-reicht werden, dass den Bietern für den Fall, dass sie die Ausschreibung verlieren, ein finanzieller Ausgleich für ihre Kosten der Angebotserstellung zugesichert wird.[239]

3.6 Vertragliche Ausgestaltung von PPP

Es gibt nicht **das** PPP-Konzept. Die vertragliche Gestaltung einer Public Private Partnership ist kompliziert und vielfältig. Es existieren verschiedene Organisa-tions- und Finanzierungsmodelle, die bei der konkreten Vertragsgestaltung ver-

---

[236] Vgl. Ditfurth, J. von (2005), S. 18-19.
[237] Vgl. Daube, D. (2005), S. 16-17.
[238] Vgl. Berger, M. (2003), S. 22.
[239] Vgl. Hausmann, F. L. u. a. (2005), S. 53.

knüpft werden können.[240] Das folgende Kapitel systematisiert diese Modellvielfalt
und stellt einige für PPP-Konstruktionen typische Modelle genauer dar.

3.6.1 Strukturierung der Modellvielfalt - das Spektrum von PPP

In Anlehnung an die definierten PPP-Merkmale (vgl. Kap. 3.1.2) und die vorge-
nommene Abgrenzung zu anderen Formen des Einbezugs privater Unternehmen
(Kap 3.3), ergeben sich zwei Grundtypen von PPP, die in die weitere Betrachtung
einbezogen werden (vgl. Abb. 11).[241]

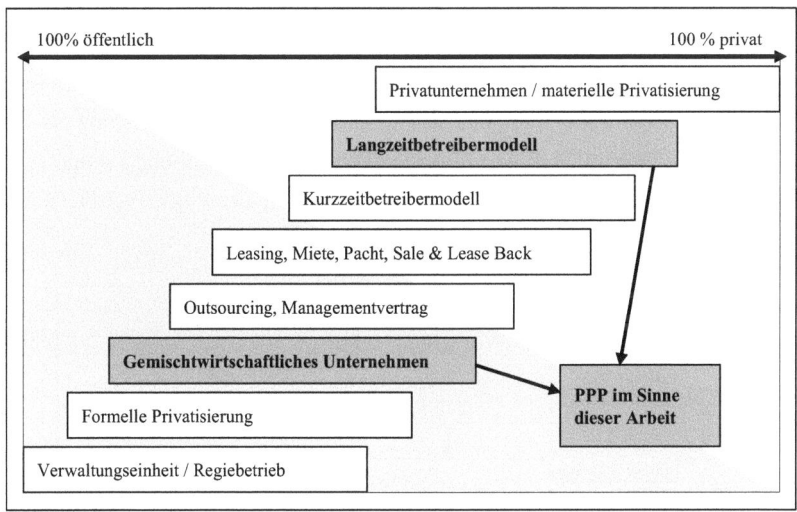

Abbildung 11:   Das Spektrum von PPP[242]

(1) Lebenszyklusübergreifende Modelle, in denen auch die Betriebsphase des
Objektes Gegenstand des PPP-Vertrages ist (**Langzeitbetreibermodelle**[243]):
Die Kooperation ist vertraglich geregelt und die Leistung wird vollständig von
privaten Unternehmen erbracht.[244]

---

240 Vgl. Andree, F., Ennemann, U. (2006), S. 279.

241 Vgl. Kommission der Europäischen Gemeinschaften (Hrsg.) (2004), S. 9, Budäus, D. (2003b),
S. 15 und 18, Wissenschaftsrat (Hrsg.) (2006), S. 12-13, und Budäus, D. (2006), S. 22.

242 Vgl. Arbeitsgemeinschaft für wirtschaftliche Verwaltung e. V. (Hrsg.) (2003), S. 9.

243 Auch Vertrags-PPP oder Tauschmodell genannt. Vgl. Budäus, D. (2004), S. 315.

244 Vgl. Bremer, B. G. (2005), S. 23.

(2) Kooperationsmodelle[245], bei denen eine privatrechtliche Gesellschaft gegründet wird, an der die öffentliche Hand einen signifikanten Anteil hält: Die Leistung wird von dem so entstandenen **gemischtwirtschaftlichen Unternehmen** erbracht.[246] Durch die institutionelle Zusammenführung der Ressourcen beider Seiten entsteht eine langfristige Kooperation mit komplementärer Zielsetzung.[247]

3.6.2 PPP-Vertragsmodelle[248]

Bei einer PPP-Konstruktion schließen der öffentliche Auftraggeber und der private Partner einen Projektvertrag über die gesamte Projektlaufzeit. Aufgabe des Projektvertrages ist es, zu regeln, welche Leistungen die private Seite im Rahmen der PPP-Konstruktion erbringen muss und wie der Auftraggeber diese Leistung bezahlt.[249] Der Projektvertrag definiert die eigentliche partnerschaftliche Komponente der Kooperation.[250] Abbildung 12 zeigt die Stellung des Projektvertrages im Rahmen einer typischen PPP-Vertragskonstruktion.

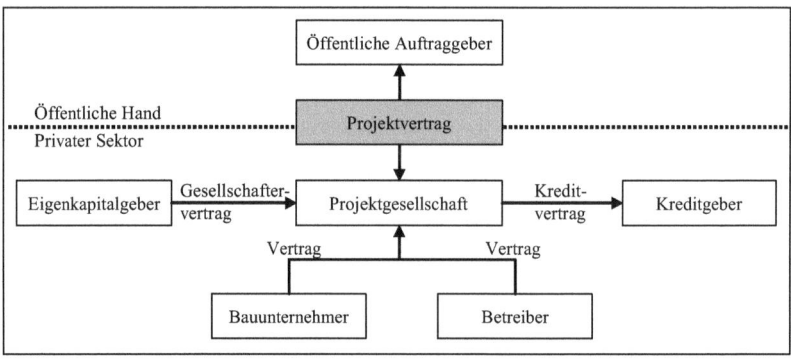

Abbildung 12: Eine typische PPP-Vertragskonstruktion[251]

[245] Auch Organisations-PPP oder Poolmodell genannt. Vgl. Budäus, D. (2004), S. 315.
[246] Vgl. Bremer, B. G. (2005), S. 60.
[247] Vgl. Budäus, D. (2004), S. 314.
[248] Auf die Anwendbarkeit der einzelnen Vertragsmodelle im Krankenhausbereich wird in Kap. 6.3.3.2 und 6.4.4 näher eingegangen.
[249] Vgl. Schäfer, M., Schöne, F.-J. (2005), S. 15.
[250] Vgl. Steadman, T. (2004), S. 13 und 24.
[251] Eigene Darstellung in Anlehnung an Hausmann, F. L. u. a. (Hrsg.) (2005), S. 56.

Üblicherweise gründet die private Seite für die PPP-Umsetzung eine Projektgesellschaft. Diese privaten Unternehmen sind oft Bau- oder Gebäudemanagement-
firmen, die nicht nur als Eigenkapitalgeber der Projektgesellschaft fungieren,
sondern auch Teilleistungen des PPP-Vertrages selbst erfüllen (vgl. Kap. 3.4.2).
Weitere Teilleistungen können durch Nachunternehmer (z.B. Architekturbüros
oder Reinigungsfirmen) für die Projektgesellschaft erbracht werden. Zur Sicherung der finanziellen Leistungsfähigkeit sind häufig auch Kreditinstitute als Darlehensgeber (vgl. Kap. 3.7.1.1) Teil des Geflechts an PPP-Vertragsbeziehungen.
Wenn das Projekt mit öffentlichen Mitteln gefördert (vgl. Kap. 3.7.1.2 bzw.
Kap. 5.3.2 für den Krankenhausbereich) wird, sind darüber hinaus die zuständigen
Stellen der Verwaltung in das Projekt einzubinden;[252] gegebenenfalls sind zu-
schussrechtliche Unbedenklichkeitsbescheinigungen einzuholen.

Die Beratergruppe „PPP im öffentlichen Hochbau" hat aus der Vielzahl möglicher
Strukturen für PPP **sieben** Grundmodelle[253] für vollwertige PPP-Projektverträge,
d.h. PPP-Vertragsmodelle im Sinne dieser Arbeit (vgl. Abb. 11), identifiziert.[254]
Diese Strukturierung in Modelltypen ist nicht abschließend, deckt jedoch die
wichtigsten Vertragstypen für immobilienbezogene PPPs ab.[255]

(1) Erwerbermodell

Das PPP-Erwerbermodell, auch Mietkaufmodell genannt[256], läuft über 20-30 Jahre, d.h. es kann vorher nicht oder nur im Bezug auf einzelne Aufgabenbereiche
gekündigt werden. Dabei plant, baut, betreibt und finanziert der private Auftragnehmer ein Objekt auf einem eigenen Grundstück. Nach Fertigstellung überlässt
er das Gebäude dem öffentlichen Auftraggeber zur Nutzung. Nach Ende der Laufzeit wird die öffentliche Seite Eigentümerin des Gebäudes. Im Gegenzug zahlt der

---

[252] Vgl. PPP-Task Force Nordrhein-Westfalen (Hrsg.) (2005), S. 14-15.
[253] Anhang B enthält eine detaillierte Aufstellung über die Eigenschaften der einzelnen
       Vertragsmodelle.
[254] Vgl. Bauhaus-Universität Weimar u. a. (Hrsg.) (2003b), S. 3-6., und Hausmann, F. L. u. a. (Hrsg.)
       (2005), S. 4.
[255] Vgl. Hausmann, F. L. u. a. (Hrsg.) (2005), S. 103-104.
[256] Vgl. Grotowski, Th. (2004), S. 183.

Auftraggeber für Planung, Bau und Finanzierung sowie das FM ein regelmäßiges Entgelt an den Privaten.[257]

(2) FMLeasingmodell

Das PPP-FMLeasingmodell läuft ebenfalls über 20-30 Jahre. Die Planungs-, Bau-, Betriebs- und Finanzierungsleistungen des Privaten entsprechen denen beim Erwerbermodell. Am Ende der Vertragslaufzeit hat der öffentliche Auftraggeber hier die Option, das Gebäude zum Restwert zu kaufen. Übt er diese Option nicht aus, bleibt das Objekt in privater Hand. Die öffentliche Hand bezahlt ein regelmäßiges Entgelt (Leasingraten), die zur (teilweisen) Deckung der Kosten von Planung, Bau und Finanzierung sowie der FM-Leistungen dienen.[258]

(3) Vermietungsmodell

Das PPP-Vermietungsmodell hat die gleiche Laufzeit wie Erwerber- und FMLea singmodell. Auch hier entsteht ein Bauwerk auf privatem Grund und wird anschließend dem öffentlichen Auftraggeber zur Verfügung gestellt. Abweichend von den beiden vorangestellten Modellen, gibt es hier weder einen automatischen Eigentumsübergang an die öffentliche Seite, noch eine Option zum Kauf zu einem definierten Restwert. Die Räumung des Gebäudes am Ende der Vertragszeit ist hier der Regelfall. Das vom Auftraggeber regelmäßig zu zahlende Entgelt dient hier nicht der Amortisation von Planungs- und Bauleistungen, sondern entspricht einer Miete für die Nutzungsüberlassung und Zahlungen für FM-Leistungen.[259]

(4) Inhabermodell

Beim PPP-Inhabermodell beträgt die Vertragslaufzeit üblicherweise 15-20 Jahre. Außerdem ist hier die öffentliche Hand von Projektbeginn an Eigentümer des zu bebauenden Grundstücks und i.d.R. auch des zu errichtenden Gebäudes. Anders verhält sich dies bei den so genannten Erbbaurechtsmodellen, im Rahmen derer der private Partner Eigentümer der zu errichtenden Gebäude über die Laufzeit des Erbbaurechtsvertrags wird. Je nach Modellausgestaltung muss auch eine Re-

---

[257] Vgl. Bauhaus-Universität Weimar u. a. (Hrsg.) (2003b), S. 6-7.
[258] Vgl. Bauhaus-Universität Weimar u. a. (Hrsg.) (2003b), S. 7-8.
[259] Vgl. Bauhaus-Universität Weimar u. a. (Hrsg.) (2003b), S. 8-9.

gelung für einen Eigentumsübergang am Laufzeitende gefunden werden. Der private Auftragnehmer plant, baut oder saniert, betreibt und finanziert ein neues oder bestehendes Gebäude. Als Gegenleistung zahlt der öffentliche Nutzer regelmäßig ein Entgelt, mit dem die Planungs-, Durchführungs-, Finanzierungs- und FM-Leistungen abgegolten werden.[260]

(5) Contractingmodell

Das PPP-Contractingmodell ist über etwa 5-15 Jahre nicht kündbar und bezieht sich auf den Einbau, Bau oder die Optimierung und den anschließenden Betrieb technischer Geräte oder Geräteteile. Diese Leistungen werden in einem Gebäude der öffentlichen Hand erbracht. Bau, Umbau oder Betrieb der Immobilie selbst ist dabei nicht vorgesehen. Der Auftragnehmer plant die Anschaffung oder Optimierung von Geräten, betreibt und finanziert sie. Am Ende der vereinbarten Laufzeit baut der Private, wenn nicht anders vereinbart, die Geräte oder Gerätebestandteile wieder aus. Die regelmäßige Zahlung an den Privaten dient der Deckung von Kosten, die diesem durch Planung, Durchführung, Betrieb und Finanzierung des Objekts entstanden sind. Modelltypisch umfasst das Entgelt hier auch die Einsparungen bei Energiekosten, die Kosten für die Lieferung von Energie und zusätzliche Zahlungen des öffentlichen Auftraggebers.[261]

(6) Konzessionsmodell

Die Besonderheit am PPP-Konzessionsmodell ist dessen – ganze oder teilweise – Drittnutzerfinanzierung. Es kann als Sonderform der Vertragsgestaltung grundsätzlich mit allen bisher genannten Modellen kombiniert werden. Der Konzessionsvertrag kann als Baukonzession oder Dienstleistungskonzession gestaltet sein. Die Gemeinsamkeit beider Konzessionstypen besteht darin, dass der private Auftragnehmer die Risiken der Leistungserbringung und Nutzung trägt, da die Finanzierung des Vorhabens nicht ausschließlich durch Entgelte der öffentlichen

---

[260] Vgl. Bauhaus-Universität Weimar u. a. (Hrsg.) (2003b), S. 9-10.
[261] Vgl. Bauhaus-Universität Weimar u. a. (Hrsg.) (2003b), S. 10-11.

Hand erfolgt, sondern der Private seine Aufwendungen auch über Nutzerentgelte refinanziert (z.b. durch Mautgebühren oder Tickets).[262]

(7) Gesellschaftsmodell

Das PPP-Gesellschaftsmodell ist eine Gestaltungsmöglichkeit für die sechs vorgenannten Modelle. Dabei wird die zu erbringende Leistung nicht vom Privaten alleine, sondern von einer gemischtwirtschaftlichen Gesellschaft mit öffentlicher Beteiligung erbracht. Dieses Unternehmen firmiert in privater Rechtsform als Kapital- oder Personengesellschaft.[263]

3.7 Finanzierung von PPP

Neben einer soliden, den öffentlichen Anforderungen genügenden Gestaltung des Projektvertrages, muss auch auf die Finanzierung einer PPP besonderes Augenmerk gelegt werden. Die Finanzierung von Krankenhausinvestitionen ist grundsätzlich Aufgabe der Bundesländer (vgl. Kap. 2.6). Da sich diese zunehmend aus der Finanzierung zurückziehen, muss geprüft werden, welche alternativen Finanzierungsmittel in Frage kommen. PPP bietet die Möglichkeit, nicht nur von privatwirtschaftlichem Know-how zu profitieren, sondern den Gedanken einer öffentlich-privaten Kooperation auch bei den Finanzierungspartnern anzuwenden. PPP darf dabei nicht als reines Finanzierungsmodell zur Entlastung der öffentlichen Hand gesehen werden. Zuzugestehen ist jedoch, dass die im Rahmen von PPP zur Verfügung gestellten Finanzmittel eine Form der Vor- oder Zwischenfinanzierung darstellen.[264]

3.7.1 Finanzierungsmittel

Zur Finanzierung von PPP-Projekten kommen verschiedene Finanzierungsmittel in Frage: Eigenkapital, Fremdkapital und Mezzanine sowie - eine Förderfähigkeit vorausgesetzt - öffentliche Fördermittel. Dabei liegt ein Schwerpunkt auf privaten

---

[262] Vgl. Bauhaus-Universität Weimar u. a. (Hrsg.) (2003b), S. 4 und 11.
[263] Vgl. Bauhaus-Universität Weimar u. a. (Hrsg.) (2003b), S. 11.
[264] Vgl. Wissenschaftlicher Beirat der Gesellschaft für öffentliche Wirtschaft (Hrsg.) (2006), S. 247.

Finanzquellen[265]. Abbildung 13 zeigt mögliche Finanzierungsmittel und -quellen für PPP-Projekte.

Ein wesentliches Ziel von PPP sind Rationalisierungsgewinne aus effizienter Leistungserbringung. Obwohl die Beschaffung privaten Kapitals höhere Finanzierungskosten verursacht, als eine rein öffentliche Finanzierung, kann sie dennoch entweder mangels ausreichender öffentlicher Mittel nötig oder aus Disziplinierungsgründen sinnvoll sein:[266] Private Kapitalgeber sind daran interessiert, dass die Projektgesellschaft ausreichend Rendite erwirtschaftet und die Zahlungen zur Refinanzierung ihrer Kredite regelmäßig leistet. Daher prüfen sie das Projekt vor ihrer Finanzierungszusage und überwachen es während der gesamten Laufzeit, wobei sie sich häufig Eingriffsrechte bei Leistungsstörungen und Zahlungsschwierigkeiten sichern.[267] Zudem kann eine private Finanzierung die Kapitalbereitstellung beschleunigen und zur Optimierung von Risikoverteilung und Gesamtkostenstruktur beitragen.[268]

Finanzierungsmittel			Finanzmittelherkunft
Private Mittel	Eigenkapital		Sponsoren, Finanzinvestoren
	Mezzanine		i.d.R. Sponsoren, aber auch Banken
	Fremdkapital	Kredite	Banken, staatliche und supranationale Institutionen, institutionelle Anleger
		Anleihen	Kapitalmarkt
Öffentliche Mittel	Fördermittel		Staatliche und supranationale Institutionen

Abbildung 13:   Finanzierung von PPP-Projekten[269]

---

[265] So wird z.B. in Schulprojekten in Großbritannien seit Beginn der PPP-Bewegung ein relativ konstantes Verhältnis von 1:9 zwischen Eigenkapital und Fremdkapital aufrechterhalten. In Deutschland schwankt dieses Verhältnis bei einer Projektfinanzierung zwischen 1:9 und 4:6. Vgl. Bauhaus-Universität Weimar u. a. (Hrsg.) (2003e), Arbeitspapier Nr. 6, S. 10 und 63.

[266] Vgl. Hausmann, F. L. u. a. (Hrsg.) (2005), S. 599.

[267] Vgl. Moß, O. u. a. (2004), S. 20-21.

[268] Vgl. Moß, O. u. a. (2004), S. 13.

[269] Eigene Darstellung in Anlehnung an Bauhaus-Universität Weimar u. a. (Hrsg.) (2003e), Arbeitspapier Nr. 6, S. 3, und Moß, O. u. a. (2004), S. 23.

3.7.1.1 Private Mittel

Private Finanzmittel unterscheidet man zusätzlich zur Unterteilung in Eigen-, Fremd- und Mezzanine-Kapital nach unterschiedlichen Kapitalgebern:[270]

Eigenkapital oder Risikokapital steht der PPP-Projektgesellschaft unbefristet zur Verfügung. Entstehen einem Unternehmen Verluste, so haften die Eigenkapitalgeber dafür. Wegen dieses Verlustrisikos erwarten die Kapitalgeber einen finanziellen Ausgleich, z.b. in Form einer Risikoprämie oder einer Gewinnbeteiligung. Allgemein tragen die Eigenkapitalgeber die größten Risiken und erhalten dafür auch die höchste Ausgleichszahlung, wodurch Eigenkapital im Vergleich zu Fremdkapital teurer wird.[271] **Fremdkapital** in Form von Krediten oder Anleihen steht der PPP-Projektgesellschaft nur für einen begrenzten Zeitraum zur Verfügung, es sei denn, die Darlehensaufnahme wird durch die öffentliche Hand im Rahmen des Forfaitierungsmodells abgesichert. Derart abgesichertes Fremdkapital ist für den Darlehensgeber kaum risikobehaftet, es erwirtschaftet jedoch auch die geringste Rendite. **Kredite** bzw. **Darlehen** werden von einer Bank nach individuell ausgehandelten Konditionen ausgegeben. Die Kapitalkosten sind abhängig von der Laufzeit, den Refinanzierungskosten und erhöhen sich um Aufschläge für Risiko und Gewinn. Die Laufzeit kann bei Erfolg versprechenden PPP-Projekten bis zu 30 Jahren erreichen. Die Tilgungsvereinbarung richtet sich nach dem freien Cash Flow des Projektes, der auch die wichtigste Sicherheit des Kredites ist. Werden für ein Projekt mehr als € 100 Mio. an Fremdkapital benötigt, so kommt eine **Anleihefinanzierung** in Betracht. Dabei werden die Konditionen wie Laufzeit, Tilgung und Zinssatz in den Anleihe- oder Emissionsbedingungen definiert. Ausgegeben wird die Anleihe durch ein oder mehrere Kreditinstitut(e) bei einer Laufzeit von bis zu 30 Jahre und relativ niedrigen Zinsen.[272] **Mezzanine-Kapital**[273] ist eine Mischform aus Eigenkapital und Fremdkapital: Es haftet nur nachrangig und ist weitgehend nicht besichert. Es ist weniger risikobehaftet als Eigenkapital, weist dabei jedoch eine niedrigere Verzinsung auf. Mezzanine-Finanzmittel werden normalerweise durch Eigenkapitalgeber als nachrangige Darlehen

---

[270] Vgl. Bolz, U. (Hrsg.) (2005), S. 172.

[271] Vgl. Bauhaus-Universität Weimar u. a. (Hrsg.) (2003e), Arbeitspapier Nr. 6, S. 4.

[272] Vgl. Bauhaus-Universität Weimar u. a. (Hrsg.) (2003e), Arbeitspapier Nr. 6, S. 4-8.

[273] Der Begriff "Mezzanine" stammt aus der Immobilienwelt und bedeutet auf italienisch Zwischenstockwerk.

zur Verfügung gestellt.[274] Sie dienen meist der kurzfristigen Verbesserung der
Eigenkapitalquote bestehender Projekte, wenn anderweitig kein Fremdkapital
beschafft werden kann.[275] Die Rendite von Mezzanine-Kapital liegt i.d.R. zwischen Eigenkapitalrendite und langfristiger Fremdkapitalrendite bei 5-10-jähriger
Laufzeit.[276]

Betrachtet man mögliche **Quellen für privates Kapital** für PPP-Projekte, so wird
Eigenkapital vorwiegend direkten PPP-Projektbeteiligten wie Baufirmen oder
Gebäudemanagement-Unternehmen, zur Verfügung gestellt. Sind die Projektbeteiligten selbst finanziell an der PPP beteiligt, steigt auch ihr Interesse am langfristigen Projekterfolg. Auch institutionelle Investoren wie Versicherungsunter-
nehmen oder Private Equity-Gesellschaften kommen bei guter Renditeaussicht
und Projektstrukturierung als Eigenkapitalgeber in Frage. **Fremdkapitalgeber**
sind vorwiegend Kreditinstitute wie Banken oder Sonderfinanzierer wie die KfW
und die Europäische Investitionsbank (EIB) (vgl. Kap. 3.7.1.2). Banken sind die
wichtigsten Fremdkapitalgeber für PPP-Projekte. Sie haben langjährige Erfahrung
und große Kompetenz auch mit komplizierten Finanzierungskonzepten. Eine weitere Quelle für Fremdkapital ist der Kapitalmarkt, wo Finanzmittel über Anleihen
beschafft werden können (siehe oben). [277]

3.7.1.2 Öffentliche Mittel

Die Finanzierung von PPP kann neben privaten Finanzmitteln auch durch **öffentliche Mittel** (Fördermittel) unterstützt werden. Für PPP-Projekte eignen sich dafür rückzahlungsfreie Zuwendungen, Kredite zu günstigen Konditionen und Bürgschaften.[278] Im Krankenhausbereich ist die KHG-Förderung (vgl. Kap 2.6) – bei
zweckgebundener Verwendung – eine solche Zuwendung ohne Rückzahlungs-
verpflichtung. Bei Bürgschaften wird vertraglich geregelt, dass der Bürge bei
Zahlungsschwierigkeiten eines Dritten die Zahlungen an den Gläubiger leistet.
Solche Bürgschaften sind genehmigungspflichtig und dürfen von der Kommune
nur dann eingegangen werden, wenn dies der Erfüllung eigener Aufgaben - also

---

[274]   Vgl. Bauhaus-Universität Weimar u. a. (Hrsg.) (2003e), Arbeitspapier Nr. 6, S. 8.
[275]   Gemäß Interview mit Hillebrand, B. am 06.09.2006.
[276]   Vgl. Bremer, B. G. (2005), S. 70.
[277]   Vgl. Bauhaus-Universität Weimar u. a. (Hrsg.) (2003e), Arbeitspapier Nr. 6, S. 9-11 und 16.
[278]   Vgl. Moß, O. u. a. (2004), S. 70.

nicht zu Gunsten Dritter - dient. Kredite zu günstigen Konditionen - häufig sogar günstiger als Kommunalkredite[279] - sind insbesondere Darlehen der KfW und EIB. Diese Finanzierungsformen sind explizit auch im Krankenhausbereich anwendbar.[280] Die Erschließung öffentlicher Förderung zur PPP-Finanzierung ist häufig Voraussetzung dafür, dass ein PPP-Projekt überhaupt durchführbar ist. Bei der Projektplanung muss daher darauf geachtet werden, dass alle Auflagen für die öffentliche Förderung erfüllt sind.[281]

3.7.2 Finanzierungsmodelle

Für die Finanzierung einer PPP gibt es kein standardisiertes Konzept. Finanzierungsform und -struktur müssen jedem Geschäftsmodell je nach gewünschter Verteilung von Risiken und Aufgaben sowie dem relevanten Rechtsrahmen individuell angepasst werden.[282] Es gibt jedoch zwei typische Finanzierungsmodelle für PPP: Projektfinanzierung und Forfaitierung.[283] Erstere wird im internationalen Kontext bei nahezu allen PPP-Projekten, letztere bei etwa 90 % der bisher in Deutschland umgesetzten Projekte angewandt.[284]

„Unter **Projektfinanzierung** versteht man die Finanzierung einer sich selbst tragenden, abgrenzbaren Wirtschaftseinheit, bei der die Fremdkapitalgeber hinsichtlich des Schuldendienstes in erster Linie auf die erwarteten Zahlungsströme (Cash Flows[285]) dieser Einheit abstellen (Cash Flow Related Lending)."[286] Diese Wirtschaftseinheit ist bei PPP die Projektgesellschaft, die durch Sponsoren oder Finanzinvestoren mit Eigenkapital und durch Kreditinstitute mit Fremdkapital ausgestattet wird.[287] Abbildung 14 zeigt beispielhaft die Struktur der Projektfinanzierung der PPP des WPE.

---

[279] Gemäß Interview mit Hillebrand, B. am 06.09.2006.

[280] Vgl. Moß, O. u. a. (2004), S. 71 und 73.

[281] Vgl. Bremer, B. G. (2005), S. 5.

[282] Vgl. Moß, O. u. a. (2004), S. 17.

[283] Vgl. Meyer-Hofmann, B. u. a. (Hrsg.) (2005), S. 296.

[284] Vgl. Moß, O. u. a. (2004), S. 8, und Gemäß Interview mit Hillebrand, B. am 06.09.2006.

[285] „Der Cash Flow ist eine Kennzahl zur Beurteilung der gegenwärtigen und zukünftigen Ertragskraft des Unternehmens bzw. ein Maßstab zur Bestimmung der Innenfinanzierungskraft für Investitionen, Schuldendienst und Aufrechterhaltung der Liquidität."

[286] Vgl. Moß, O. u. a. (2004), S. 17.

[287] Vgl. Moß, O. u. a. (2004), S. 20

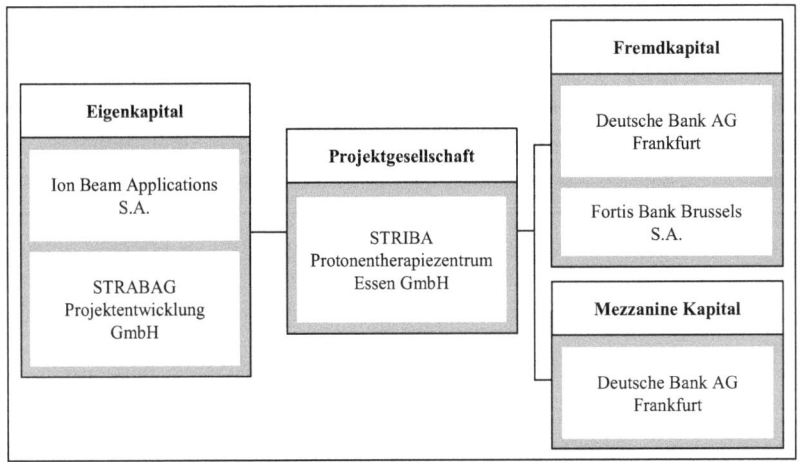

Abbildung 14:   Projektfinanzierungsstruktur des WPE[288]

Fremdkapitalgeber achten bei einer Projektfinanzierung hauptsächlich auf das Er-
tragspotenzial und die projektspezifischen Risiken. Für eine Kreditzusage ist es
aus ihrer Sicht maßgeblich, ob die Zahlungsströme der PPP-Konstruktion aus-
reichen, um den Kredit zu bedienen, die Kosten im laufenden Betrieb zu decken
und die von den Eigenkapitalgebern erwartete Rendite zu erwirtschaften. Die Kre-
ditwürdigkeit der Projektgesellschaft selbst ist dabei nachrangig.[289] Eine Projektfinanzierung ermöglicht eine optimale Verteilung der Risiken zwischen den Partnern. Die Orientierung an den erwarteten Cash Flows und nicht - wie üblich - an
der Bilanzstruktur, kann das erreichbare Finanzierungsvolumen erhöhen. Die Haftung der Projektgesellschaft beschränkt sich regelmäßig auf das eingebrachte Eigenkapital. Schließlich führen der so genannte „Leverage Effect" und die durch
eine Projektfinanzierung erreichbare hohe Fremdkapitalquote zu - im Vergleich
zur klassischen Unternehmensfinanzierung - hohen Eigenkapitalrenditen.[290] Da
bei einer Projektfinanzierung das Finanzierungsrisiko bei den Privaten liegt, erhöht das PPP-Projekt nicht die öffentliche Verschuldung und gefährdet dadurch
nicht die Einhaltung der Maastricht-Kriterien.[291] Eine Projektfinanzierung ist

---

[288] Eigene Darstellung in Anlehnung an Meier, A., Wendel, V. (2006), S. 378.
[289] Vgl. Moß, O. u. a. (2004), S. 18.
[290] Vgl. Bolz, U. (Hrsg.) (2005), S. 182.
[291] Gemäß Interview mit PPP-Task Force NRW am 11.07.2006.

üblicherweise relativ teuer und lohnt sich erst ab etwa € 40 Mio. Finanzierungsvolumen. Trotz höherer Finanzierungskosten kann eine Projektfinanzierung insgesamt günstiger sein, wenn der Risikoverkauf an die Projektgesellschaft über
den gesamten Lebenszyklus Einsparungen für den öffentlichen Auftraggeber bedeutet. [292]

Das zweite wichtige Finanzierungsmodell neben der Projektfinanzierung ist die
Forfaitierung. Unter Forfaitierung versteht man den Verkauf einer Forderung.[293]
In einer PPP-Konstruktion verkauft dann die private Projektgesellschaft die Forderung (Leistungsentgelt), die sie gegenüber dem öffentlichen Auftraggeber hat,
an ein Kreditinstitut.[294] Dieser Forderungsverkauf wird häufig mit einer Verzichtserklärung bzgl. Einreden, Einwendung und Forderungsaufrechnung[295] verbunden.[296] Dann ist die öffentliche Hand - und nicht mehr die Projektgesellschaft
- zur Zahlung an das Kreditinstitut verpflichtet. Durch eine derartige Verzichtserklärung erreichen die privaten Bieter Kreditkonditionen, die fast so günstig wie
Kommunalkredite sind. Sollte der öffentliche Auftraggeber eine Abgabe dieser
Verzichtserklärungen ausgeschlossen haben, nehmen die Privaten häufig auch
vom Forfaitierungskonzept Abstand und entscheiden sich für eine Projektfinanzierung.[297] Eine Forfaitierung mit Einredeverzicht läuft in folgenden Schritten ab
(vgl. Abbildung 15):

---

[292] Gemäß Interview mit Hillebrand, B. am 06.09.2006.

[293] Vgl. Bremer, B. G. (2005), S. 43.

[294] Vgl. Bauhaus-Universität Weimar u. a. (Hrsg.) (2003e), Arbeitspapier Nr.6, S. 38-39.

[295] Die Forfaitierung mit Einrede-, Einwendungs- und Aufrechnungsverzicht wird im Folgenden
vereinfacht als Forfaitierung mit Einredeverzicht bezeichnet.

[296] Vgl. Moß, O. u. a. (2004), S. 8.

[297] Vgl. Moß, O. u. a. (2004), S. 50.

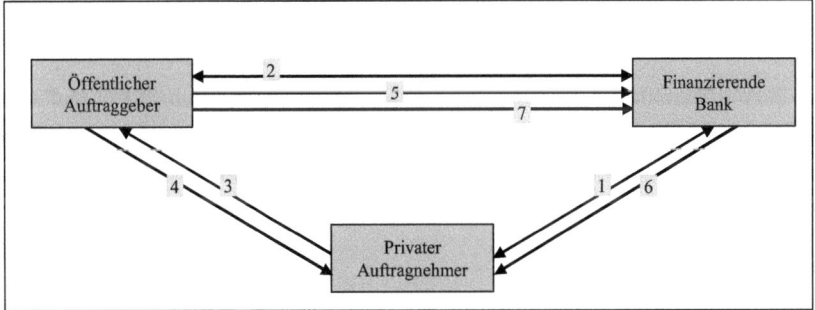

Abbildung 15:   Ablauf einer Forfaitierung mit Einredeverzicht.[298]

(1) Bank und Auftragnehmer schließen einen Forderungskaufvertrag.

(2) Der Auftraggeber stimmt der Bank gegenüber diesem Vertrag zu (Vereinbarung über Forderungsverzicht) und gibt Verzichtserklärungen über alle mit der Forfaitierung zusammenhängenden Geldflüsse ab.

(3) Der Auftragnehmer erbringt die gewünschte Leistung.

(4) Der Auftraggeber testiert[299] die Leistung und erkennt seine Zahlungsverpflichtung an.

(5) Der Auftraggeber weist die Bank an, Entgeltleistungen an den Privaten zu erbringen. Dadurch wird die Verzichtserklärung wirksam.

(6) Die Bank folgt der Aufforderung und entlohnt den Auftragnehmer für die erbrachte Leistung.

(7) Nach Abschluss der Bauphase, also mit Beginn der Betriebsphase zahlt die öffentliche Seite ihren Anteil am Leistungsentgelt direkt an die Bank.[300]

Wird die Verzichtserklärung nicht über das gesamte Leistungsentgelt abgegeben, spricht man von Teilforfaitierung, sonst von Vollforfaitierung. Bei einer Forfaitierung wird das Leistungsrisiko damit zumindest teilweise auf die öffentliche

---

[298] Eigene Darstellung in Anlehnung an Bolz, U. (Hrsg.) (2005), S. 196-197, und Meyer-Hofmann, B. u. a. (Hrsg.) (2005), S. 311-312.

[299] Quasi-Abnahme der Neubau-, Sanierungs- oder Erweiterungsbauleistung nach Bauabschnitten.

[300] Vgl. Moß, O. u. a. (2004), S. 53-54.

Seite verlagert.[301] Dies schwächt ihre Position, da sie bei mangelhafter Leistung kaum Durchgriffsrechte gegenüber dem Privaten hat. Diese Risikoverlagerung kann dazu führen, dass die Aufsichtsbehörde einem finanzschwachen PPP-Auftraggeber die Erteilung einer Einredeverzichtserklärung verbietet, wenn durch die Risikoübernahme die dauerhafte wirtschaftliche Leistungsfähigkeit des Auftraggebers gefährdet wird.[302]

3.7.3 PPP-Finanzierung im Krankenhausbereich

Sowohl die Forfaitierung mit Einredeverzicht, als auch die Variante der Projektfinanzierung sind für PPP im Krankenhausbereich einsetzbar, wobei keines der Modelle eindeutig vorteilhafter ist. Die PPP-Task Force NRW favorisiert für Krankenhaus-PPPs ab € 20 Mio. Investitionsvolumen eine Projektfinanzierung.[303] Die Ed. Züblin AG bevorzugt aufgrund der kommunalkreditähnlichen Konditionen die Forfaitierung.[304] Bilfinger Berger BOT votiert eher für die Projektfinanzierung, da hier die für PPP typische Idee der Risikoaufteilung Anwendung findet.[305] Zur Veranschaulichung sollen die genannten Finanzierungsmittel und -modelle auf fiktive PPP-Projekte im Krankenhaussektor angewendet werden.[306] Die Beispiele sind als Einzelfälle zu sehen. Für jedes Projekt ist in Zusammenarbeit mit geeigneten Finanzierungspartnern die individuell optimale Finanzierungsstruktur zu ermitteln.

Beispiel A ist ein Sanierungsprojekt an einem kommunalen Krankenhaus in Rechtsform einer gGmbH mit € 30 Mio. Projektvolumen. **Beispiel B** bezieht sich auf einen Teilneubau eines Universitätsklinikums in der Rechtsform einer Anstalt des öffentlichen Rechts mit € 150 Mio. Projektvolumen. Abbildung 16 zeigt die Eigenkapitalstruktur der Beispiele und leitet daraus den Fremdkapitalbedarf ab.[307]

---

[301] Vgl. Drey, F. u. a. (2006), S. 11.

[302] Vgl. Moß, O. u. a. (2004), S. 50 und 52.

[303] Gemäß Interview mit PPP-Task Force NRW am 11.07.2006.

[304] Gemäß Interview mit Kathmann, K. am 15.08.2006.

[305] Gemäß Interview mit Becher, G. am 19.09.2006.

[306] Die Finanzierungskonzepte für die Beispiele entstanden im Dialog mit Hillebrand, B. am 06.09.2006.

[307] Da in beiden genannten Beispielen von guten Ratingergebnissen ausgegangen wird, besteht hier kein Bedarf an Mezzanine-Kapital.

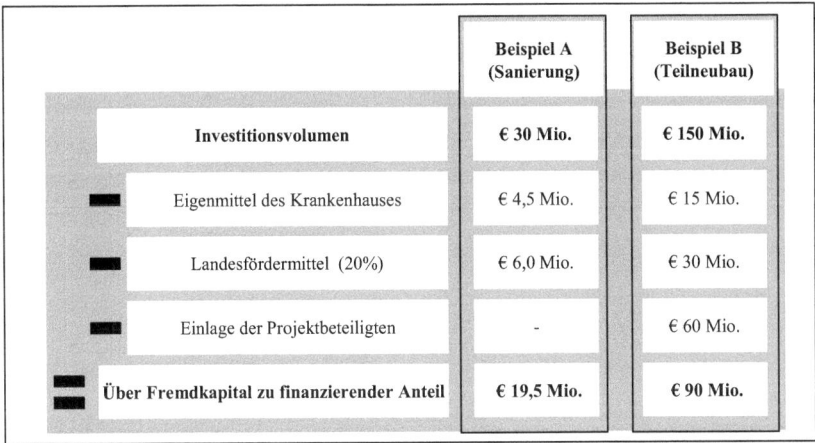

	Beispiel A (Sanierung)	Beispiel B (Teilneubau)
Investitionsvolumen	€ 30 Mio.	€ 150 Mio.
Eigenmittel des Krankenhauses	€ 4,5 Mio.	€ 15 Mio.
Landesfördermittel (20%)	€ 6,0 Mio.	€ 30 Mio.
Einlage der Projektbeteiligten	-	€ 60 Mio.
Über Fremdkapital zu finanzierender Anteil	€ 19,5 Mio.	€ 90 Mio.

Abbildung 16: Finanzierungsbeispiele für PPP im Krankenhausbereich[308]

In **Beispiel A** führt die Bank zunächst ein internes Rating durch. Das Ratingergebnis ist gut (AA). Die € 30 Mio. sind förderfähig. Dann kann der gesamte Fremdkapitalanteil von € 19,5 Mio. über Sonderkredite der KfW oder EIB beschafft werden. Bei guter Bonitätseinschätzung stellen diese subventionierten Kredite häufig die günstigste Art der Finanzmittelbeschaffung dar. Aufgrund des relativ geringen Kreditvolumens wird der Kredit im genannten Beispiel über die Hausbank durchgeleitet. Diese schlägt auf den Sonderkreditzins - dieser sei hier 4,5 % - für ihre Dienstleistung eine Marge von 0,5 % auf. Der Kredit wird dann zu einem Zinssatz von 5 % an das Krankenhaus ausgegeben.

In **Beispiel B** ist ein deutlich höherer Betrag von € 90 Mio. über Fremdkapital zu beschaffen. Dieser Betrag ist zu gering für die Platzierung einer Anleihe. Auch dieses Projekt erzielt gute Ratingergebnisse. Über Sonderkredite ist trotz Förderfähigkeit nur ein Volumen von € 20 Mio. zu beschaffen. Über die verbleibenden € 70 Mio. soll mit dem Krankenhausträger eine Teilforfaitierung mit Einredeverzicht abgeschlossen werden. Die Trägerkommune ist jedoch nur bereit, über € 20 Mio. eine Einredeverzichtserklärung abzugeben. Die restlichen € 50 Mio. werden im Verbund der örtlichen Sparkasse und der Landesbank im Rahmen einer Projektfinanzierung zu einem Zinssatz von 6,5 % bereitgestellt.

---

[308] Eigene Darstellung.

4   Die Umsetzung von PPP

Nachdem das vorangehende Kapitel den konzeptionellen Rahmen für PPP ausführlich dargestellt hat, geht es hier um die praktische Anwendung im In- und
Ausland. Neben der Entstehung der Idee PPP wird der Status Quo der Umsetzung
und die wichtigsten Anwendungsbereiche gezeigt. Der Einsatz des Konzepts im
Krankenhauswesen konzentriert sich derzeit auf den europäischen Raum. Im Folgenden wird daher neben dem Stand der Umsetzung in Deutschland auf Großbritannien und Frankreich näher eingegangen.

4.1   Historie

Der begriffliche und konzeptionelle Ursprung von PPP liegt in den USA. Es besteht Einigkeit darüber, dass unter Präsident Roosevelt und seiner New Deal-
Politik (1932-1940) die ersten PPP-Konzepte entstanden. Dieser wollte damals
ein gemeinsames Verantwortungsgefühl zwischen Politik und Wirtschaft schaffen.[309] Als erstes PPP-Projekt gilt allgemein die Stadt Pittsburgh[310], deren nahezu
einziger Wirtschaftsfaktor die Stahlproduktion war. Die daraus entstandene Um-
weltbelastung behinderte die Ansiedlung weiterer Industriezweige. Um dieser
Entwicklung entgegen zu wirken, wurde 1943 unter Beteiligung von Wirtschaft,
Politik, Verwaltung und Universitäten die Allegheny Conference on Community
Development gegründet. Ziel dieser informell gestalteten Zusammenarbeit war es,
die Stadt als Wirtschaftsfaktor langfristig zu stärken.[311] Vom Ende des zweiten
Weltkriegs bis in die 60er Jahre hinein lag der Fokus in den USA wieder auf
staatlicher Regulierung und Aufgabenerfüllung. Als dieses Konzept in den 70er
Jahren vor allem finanziell nicht mehr haltbar war, lancierte Präsident Carter PPP
als neues Modell der Politik, mit dem staatliche Fördermaßnahmen effizienter
umgesetzt und eine Entlastung des staatlichen Haushalts erreicht werden konnte.
In den 80er Jahren unter Präsident Reagan wurde die Idee PPP in den USA mehr

---

[309] Kestermann, R. (1992), S. 13, zitiert nach Roggencamp, S. (1999), S. 59, und Höftmann, B. (2001),
S. 7-8.
[310] Jedoch wurde bereits hundert Jahre zuvor der Suezkanal zwischen Mittelmeer und Rotem Meer als
weltweit erstes BOT-Betreibermodell erbaut. 1847 wurde dafür die Société d'Ètudes du Canal du
Suez unter französischer, britischer und österreichischer Beteiligung gegründet. Die nötigen
Finanzmittel kamen aus Europa und Ägypten. Der Kanalbau war 1868 nach zehnjähriger Bauzeit
fertig gestellt und die Mautkonzession lief über 99 Jahre. Vgl. Levy, S. M. (1996), S. 19-20.
[311] Vgl. Budäus, D., Grüning, G. (1997), S. 42-43, und Kirsch, D. (1996), S. 20.

in Richtung Aufgabenprivatisierung gelenkt.[312] Neue Aufmerksamkeit erfuhr das Anfang der 90er Jahre unter Margaret Thatcher in Großbritannien vorgestellte Konzept Private Finance Initiative (PFI): Die öffentliche Hand blieb Eigentümerin der Gebäude oder Anlagen und übertrug nur Teile davon oder damit zusammenhängende Dienstleistungen für einen festgelegten Zeitraum an Private. Die ersten PFI-Projekte waren nutzerfinanzierte Mautmodelle für Brücken und Fernstraßen.[313] Während sich PFI zu Beginn auf großvolumige Infrastrukturprojekte konzentrierte, gab es später auch kleinere Innovations-, Wissens- oder Managementkooperationen. Auf europäischer Ebene veröffentlichte die EU-Kommission im Jahr 2004 ein Grünbuch zu PPP.[314] Damit sollte eine Diskussion über Regelungsbedarfe im Zusammenhang mit PPP angestoßen werden, ein gemeinschaftsrechtlicher Rahmen dafür gefunden werden und Hemmnisse für die Ausbreitung von PPP abgebaut werden.[315] Die Gründung von PPP-Task Forces in vielen Mitgliedsstaaten - so auch in Deutschland[316] -und eine wachsende Zahl an Fachtagungen und Veröffentlichungen zeigen, dass sich PPP auf dem Vormarsch befindet.[317]

4.2 Die Anwendung von PPP in Deutschland

Seit Ende der 90er Jahre verbreitet sich PPP zunehmend in Deutschland und ist zu einer wichtigen Alternative bei der Erfüllung öffentlicher Aufgaben geworden. Ein Meilenstein für die deutsche PPP-Entwicklung war das vom Bundesministerium für Verkehr, Bau- und Wohnungswesen in Auftrag gegebene und 2003 veröffentlichte umfassende Gutachten „Public Private Partnership im öffentlichen Hochbau"[318], auf dessen begriffliche und konzeptionelle Ergebnisse sich diese Arbeit vielfach stützt.

---

[312] Vgl. Bolz, U. (Hrsg.) (2005), S. 3.
[313] Vgl. McCleary, B. (2002), S. 8-9.
[314] Vgl. Bolz, U. (Hrsg.) (2005), S. 4.
[315] Vgl. Kommission der Europäischen Gemeinschaften (Hrsg.) (2004), S. 8.
[316] Die erste PPP-Task Force wurde im Frühjahr 2002 in Nordrhein-Westfalen eingerichtet. Mehrere andere Bundesländer wie Baden-Württemberg und Schleswig-Holstein sind diesem Beispiel gefolgt. Seit Sommer 2004 gibt es auch auf Bundesebene eine Task Force. Vgl. Noack, H. (2003), S. 24, Bolz, U. (Hrsg.) (2005), S. 4 und 316.
[317] Vgl. Sack, D., S. 52, und Bolz, U. (Hrsg.) (2005), S. 4.
[318] Vgl. Bauhaus-Universität Weimar u. a. (Hrsg.) (2003a).

4.2.1 Status Quo

Eine repräsentative Untersuchung des Deutschen Instituts für Urbanistik aus dem Jahr 2005 liefert eine Bestandsaufnahme über die Verbreitung von PPP in Deutschland.[319] Die Umfrage macht deutlich, dass sich PPPs vor allem auf Gemeindeebene zunehmend etablieren. Die Umfrage hat mehr als 200 PPP-Projekte im engeren Sinne[320] identifiziert, davon 80 % bei den Kommunen. Hochgerechnet waren 2005 insgesamt etwa 300 solcher Vorhaben bereits umgesetzt oder in Planung. Die Vorhaben verteilen sich heterogen über das Bundesgebiet: Während 59 % der erfassten Projekte allein in den Ländern Bayern, Niedersachsen und NRW durchgeführt werden, findet man in den Ländern Sachsen, Thüringen und Sachsen-Anhalt kaum PPP-Aktivitäten.[321]

Von 2000 bis 2005 wurden in den Kommunen € 1,2 Mrd., auf Bundes- und Landesebene € 970 Mio. in PPP- Projekte investiert (vgl. Abb. 17).[322] Für 2006 und die darauf folgenden Jahre (genauere Angaben fehlen) wird das PPP-Investitionsvolumen auf € 890 Mio. (Kommunalebene) bzw. € 1,2 Mrd. (Bundes- und Landesebene) geschätzt. Die kommunalen Projekte haben mit € 13-16 Mio. ein deutlich geringeres durchschnittliches Investitionsvolumen als Bundes- und Landesprojekte (€ 70 Mio.).[323] Diese Abweichung lässt sich durch eine genauere Betrachtung erklären: Auf Bundesebene finden sich Projekte mit mehreren Milliarden Euro Investitionsvolumen wie Toll Collect und die Bekleidungs- und Fuhrparkprojekte der Bundeswehr. Auf kommunaler Ebene gibt es dagegen eher kleinere PPPs für Schulen, Sport- und Freizeiteinrichtungen und Verwaltungsgebäude.[324] Die bisherige PPP-Umsetzung in Deutschland beträgt bisher nur 5 % der gesamten öffentlichen Infrastrukturmaßnahmen, im Gesundheitsbereich sogar noch weniger.[325]

---

[319] Die Umfrage beschränkt sich auf PPP-Projekte für projektbezogene Infrastrukturmaßnahmen, schließt also gemischtwirtschaftliche Unternehmen aus.

[320] Im engeren Sinne bedeutet hier, dass die betrachteten Projekte mehrere Lebenszyklusphasen umfassen, was auch der in dieser Arbeit verwendeten Definition von PPP entspricht.

[321] Vgl. Deutsches Institut für Urbanistik (Hrsg.) (2005), S. 8.

[322] Gemäß Interview mit Grabow, B. am 25.08.2006.

[323] Vgl. Deutsches Institut für Urbanistik (Hrsg.) (2005), S. 9.

[324] Vgl. Drey, F. u. a. (2006), S. 9, und Deutsches Institut für Urbanistik (Hrsg.) (2005), S. 10.

[325] Vgl. o.V. (2006c).

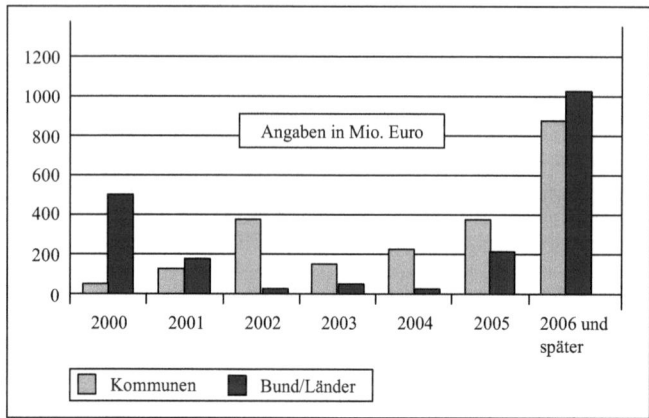

Abbildung 17: Investitionen in PPP-Projekte in Deutschland seit 2000[326]

4.2.2 Wichtigste Anwendungsfelder

Der mögliche Anwendungsbereich von PPP beschränkt sich natürlich bei weitem nicht auf Krankenhäuser. Umgekehrt gibt es kaum Sektoren mit vormals öffentlicher Zuständigkeit, in denen PPP nicht zumindest schon in Erwägung gezogen wird. Zunächst wurde das Konzept PPP schwerpunktmäßig auf öffentliche Infrastrukturmaßnahmen angewandt, mittlerweile existieren auch Konzepte im Bereich der klassischen Hoheitsverwaltung wie öffentliche Sicherheit oder Bildung.[327] Auf kommunaler Ebene sind PPP-Hochbauprojekte (z.b. Schulgebäude oder Justizvollzugsanstalten) weit verbreitet. Dagegen konzentrieren sich die PPP-Aktivitäten auf Bundesebene auf den Bereich Verkehrsinfrastruktur.[328] Zu den Pilotprojekten des Bundes gehören der Rostocker Warnowtunnel als erstes mit privaten Mitteln finanziertes Verkehrsprojekt in Deutschland[329] und der Lübecker Herrentunnel[330] – beides nutzerfinanzierte Mautmodelle. Neben solchen Straßenbauprojekten ist PPP in Deutschland auch in den Bereichen Ver- und Entsorgung weit verbreitet.[331] Die aktuelle Diskussion und praktische Anwendung von PPP kon-

---

[326] Eigene Darstellung in Anlehnung an Deutsches Institut für Urbanistik (Hrsg.) (2005), S. 9, Daten gemäß Interview mit Grabow, B. am 25.08.2006.
[327] Vgl. Budäus, D. (2003a), S. 213-214.
[328] Vgl. Bolz, U.(Hrsg.) (2005), S. 316-317.
[329] Vgl. Schörken, D. (2003), S. 89-109.
[330] Vgl. Bolz, U. (Hrsg.) (2005), S. 4.
[331] Vgl. Drey, F. u. a. (2006), S. 9.

zentriert sich stark auf kapitalintensive öffentliche Bauprojekte. Erfolgreiche öffentlich-private Kooperationen lassen sich jedoch genauso in den Bereichen Gesundheit, Bildung, Soziales und Kultur etablieren.[332] Abbildung 18 gibt einen
Überblick über typische PPP-Anwendungsfelder.

Verkehr	Verwaltung	Bildung	Versorgung	
Straße, Schiene, Wasser	Rathäuser, Finanzämter, Ministerien	Schulen, Hochschulen, Kindergärten	Energie, Wasser, Luft	**Gesundheit/Alter**
Sicherheit	**Entsorgung**	**Freizeit/Kultur**	**Sonstige**	Krankenhäuser, Altersheime, Sanatorien
Polizeigebäude, Gefängnisse	Abwasser, Abfall	Sportstätten, Museen, Theater	Messegelände etc.	

Abbildung 18:   Typische Anwendungsfelder für PPP[333]

Die genannte Umfrage (vgl. Kap. 4.2.1) bescheinigt dem PPP-Ansatz zunehmen-
de Verbreitung und identifiziert die Themen Kultur, Stadtentwicklung, Umwelt,
Versorgung, Sicherheit, eGovernment, Kinderbetreuung und auch Gesundheit als
PPP-Wachstumsmärkte.[334]

4.3   PPP im Krankenhausbereich

Die Anwendung von PPP ist im deutschen Krankenhausbereich noch relativ neu.
Es existieren dort bisher nur wenige PPP-Projekte.[335] International bietet die Verbreitung von PPP - im Krankenhaus wie auch in anderen Anwendungsfeldern -
ein heterogenes Bild. Betrachtet man die Kapitalwerte aller 2003 geschlossenen
PPP-Verträge getrennt nach Amerika[336], der Asien/Pazifik-Region und Europa, so
fällt auf, dass Europa mit einem Anteil von 86 % in der PPP-Umsetzung weltweit

---

[332] Vgl. Weber, M. (2006), S. 139-140, und Reichard, Ch. (2003), S. 173.
[333] Eigene Darstellung in Anlehnung an Hausmann, F. L. u. a. (Hrsg.) (2005), S. 2.
[334] Vgl. Deutsches Institut für Urbanistik (Hrsg.) (2005), S. 10.
[335] Vgl. Alfen, H. u. a. (2005), S. 1083, und Andree, F., Ennemann, U. (2006), S. 279.
[336] Mittel-, Nord- und Südamerika.

führend ist. Großbritannien hält allein einen Anteil von 66 % am Gesamtvolumen und 77 % am europäischen Vertragsvolumen (vgl. Abb. 19).

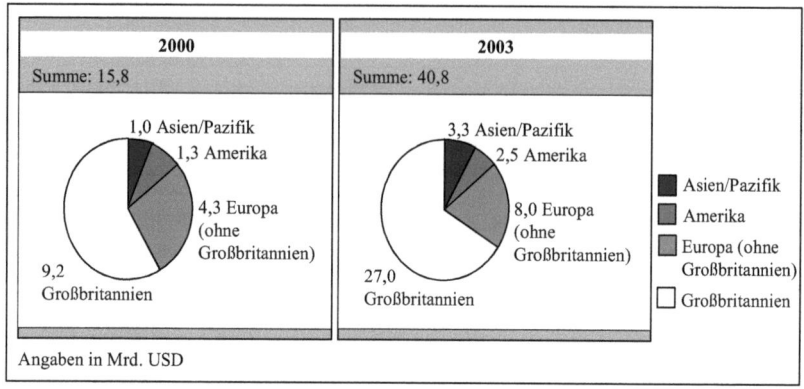

Abbildung 19: Investitionsvolumina in PPP-Projekte weltweit[337]

Das vorliegende Kapitel geht auf die nationale und internationale Verbreitung von PPP im Krankenhaussektor ein. Neben Deutschland werden hierbei die Länder Frankreich und Großbritannien näher betrachtet, da in beiden Ländern Krankenhaus-PPPs weiter verbreitet sind als in Deutschland und sie somit wertvolle Erfahrungswerte liefern können. Zudem unterliegen beide Länder als EU-Mitgliedstaaten ähnlichen PPP-relevanten Rechtsvorschriften (z.B. im Vergaberecht) und haben einen ähnliches infrastrukturelles Niveau. Ihre Erfahrungen mit PPP sind vor diesem Hintergrund zumindest in weiten Teilen auf Deutschland übertragbar.[338]

4.3.1 Verbreitung von PPP im Krankenhausbereich - Ausland

Die Idee, PPP bei Krankenhausinvestitionsprojekten einzusetzen, ist in weltweit über 50 Ländern umgesetzt worden. Dazu gehören neben europäischen Ländern wie Großbritannien, Frankreich und Skandinavien auch nicht europäische Länder wie Australien, Brasilien, Malaysia und die Vereinigten Arabischen Emirate.[339] Wegen der besseren Vergleichbarkeit mit Deutschland zeigt Abbildung 20 den

[337] Eigene Darstellung in Anlehnung an PricewaterhouseCoopers (Hrsg.) (2004), S. 13.
[338] Vgl. Dünchheim, Th. (2003), S. 183.
[339] Vgl. PricewaterhouseCoopers (Hrsg.) (2005), S. 11.

Stand der Umsetzung von PPP im Bereich Gesundheit und Krankenhäuser in Europa.

Nicht vorhanden	In Diskussion	Einige Projekte in Ausschreibung	Große Anzahl abgeschlossener Projekte, viele davon in Betrieb
• Belgien	• Deutschland		
• Dänemark	• Estland	• Finnland	
• Griechenland	• Niederlande	• Frankreich	
• Lettland	• Schweden	• Irland	• Großbritannien
• Litauen	• Tschechische	• Malta	
• Luxemburg	Republik	• Norwegen	**Einige Projekte in Ausschreibung, einige mit Vertragschluss**
• Polen		• Österreich	
• Slowakei		• Portugal	
• Slowenien		• Spanien	
• Zypern		• Ungarn	• Italien

Abbildung 20: Verbreitung von PPP im Bereich Gesundheit & Krankenhäuser in Europa 2004[340]

Die dieser Grafik zu Grunde liegenden Daten wurden für das Jahr 2004 erhoben. Je nachdem, wie eng oder weit man den PPP-Begriff definiert (z.B. lebenszyklus-übergreifend oder nur für Bau und Finanzierung), kann sich die Verbreitung unterschiedlich darstellen. Auch hat sich PPP im Krankenhaussektor seit 2004 weiter ausgebreitet. So finden in Deutschland gerade mehrere Ausschreibungen für Krankenhaus-PPPs statt. Einige Projekte sind bereits noch weiter fortgeschritten (vgl. Kap. 4.3.2).

Die bisher vorhandenen ausländischen Erfahrungen zeigen, dass im stationären Gesundheitsbereich mit PPP deutliche Rationalisierungsgewinne erzielt werden können.[341] Die Anwendung von PPP im Krankenhaus begann in Großbritannien, was die dort schon weit fortgeschrittene Entwicklung erklärt (vgl. Kap. 4.3.1.1) und ist anschließend auch in anderen Ländern zum Einsatz gekommen.[342]

4.3.1.1 Großbritannien

In Großbritannien versteht man unter dem Begriff PPP neben PFI (vgl. Kap. 4.1) auch die Privatisierung von Unternehmen in öffentlichem Eigentum, an denen die öffentliche Hand weiterhin Anteile hält und die Veräußerung öffentlicher Auf-

---

[340] Eigene Darstellung in Anlehnung an PricewaterhouseCoopers (Hrsg.) (2004), S. 11.

[341] Vgl. o.V. (2006d).

[342] PricewaterhouseCoopers (Hrsg.) (2005), S. 21, Arbeitsgruppe Krankenhauswesen der AOLG (Hrsg.) (2004), S. 4, und Lautenschläger, S. (2006), S. 23.

gaben an Private. Lediglich erstere entsprechen größtenteils dem PPP-Begriff in Deutschland.[343] In Großbritannien - dem Mutterland von PPP - werden heute schon 20 % aller Investitionen der öffentlichen Hand mit PPP realisiert.[344] PPP im Gesundheitsbereich sind dort bereits in großer Zahl vorhanden und machten bis Juli 2002 12 % aller unterzeichneten PFI-Verträge aus (vgl. Abb. 21).[345]

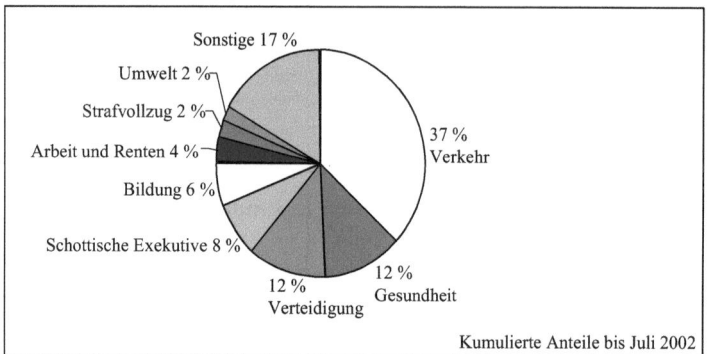

Abbildung 21:   Verteilung der PFI-Verträge in Großbritannien nach Ministerien[346]

Das politische Ziel der PFI war es, Infrastrukturinvestitionen (z.B. Krankenhäuser oder Gefängnisse) ohne Steuermittel durchzuführen. Dabei sollten private Partner ein Objekt auf eigene Kosten bauen und es nach Fertigstellung der öffentlichen Hand gegen Zahlung eines regelmäßigen Entgelts zur Nutzung überlassen.[347] 1997 wurde die Struktur des PFI-Konzepts überarbeitet.[348] Bis Februar 2006 befanden sich in England insgesamt **130 Krankenhaus-PPP-Projekte** mit einem Kapitalwert von insgesamt **£ 17,8 Mrd.** in verschiedenen Stadien der Umset-

343 Vgl. Hausmann, F. L. u. a. (Hrsg.) (2005), S.4, Fußnote 5.
344 Vgl. Weber, M. (2003), S. 31, und Gäde-Butzlaff, V. (2003), S. 147.
345 Vgl. Steadman, T. (2004), S. 13.
346 Eigene Darstellung in Anlehnung an Public Private Database, zitiert nach International Financial Services (Hrsg.) (2003), S. 9.
347 Vgl. Plassmann, R. (2003), S. 40.
348 Vgl. Dünchheim, Th. (2003), S. 183.

zung.[349] Das Gesundheitswesen ist damit der im Bezug auf PPP der engagierteste Bereich Großbritanniens.[350]

Nach fast zehn Jahren PFI in Großbritannien liefert eine Umfrage unter den **Projektverantwortlichen** aller 26 bis dato[351] laufenden Krankenhaus-PPPs folgendes Fazit: Die zahlreichen mittlerweile auf den Weg gebrachten Projekte im Gesundheitswesen zeigen, dass das PPP-Konzept erfolgreich umgesetzt werden konnte. Jedoch sahen sich die Verantwortlichen auch mit einigen Hürden konfrontiert, wie der Erschließung von ausreichenden Finanzquellen, der Sicherung der Refinanzierung des Projektes, der Überleitung von vorhandenem Personal, den hohen Kosten der Bieter für die Erstellung der Ausschreibungsunterlagen und der extrem hohen Komplexität großvolumiger Projekte. Zudem besteht die Gefahr, dass die öffentliche Hand über viele Jahre hinweg teure PPP-Infrastrukturprojekte refinanzieren muss, die wegen Überkapazitäten nicht mehr benötigt werden. PFI im britischen Krankenhaussektor hat gezeigt, dass die Bereitstellung und der Betrieb von Gesundheitsimmobilien extrem hohe Kosten verursachen und welche historisch bedingten Schwierigkeiten das britische National Health Service-System (NHS-System) traditionell bei der Beschaffung und dem langfristigen Erhalt qualitativ hochwertiger medizinischer Einrichtungen hatte.[352] Weitere Schwierigkeiten entstanden dadurch, dass man PPP häufig außerbilanziell abwickelte, den Wirtschaftlichkeitsvergleich nicht präzise genug durchführte und viel Geld für den Zukauf externen Know-hows ausgab.[353] Immerhin war eine große Mehrheit der Projekte innerhalb des vorgegebenen zeitlichen und finanziellen Rahmens fertig gestellt und wurden laut 85 % der Befragten von der Öffentlichkeit und laut mehr als 70 % der Befragten vom klinischen Fachpersonal positiv angenommen. Die meisten Projektverantwortlichen hielten ihre PPP-Verträge für flexibel, 85 % hatten bereits Anpassungsmaßnahmen durchgeführt, wobei diese nur minimale finanzielle Auswirkungen hatten. Aus Sicht der öffentlichen Verantwortlichen war die Beziehung zu den Krankenhausträgern mindestens durchschnittlich

---

[349] Vgl. Department of Health (Hrsg.) (2006).

[350] Vgl. Bolz, U. (Hrsg.) (2005), S. 308.

[351] Stand April 2002.

[352] Vgl. Ernst & Young (Hrsg.) (2002), S. 1.

[353] Vgl. Bolz, U. (Hrsg.) (2005), S. 309.

(70 %), in 40 % der Fälle sogar sehr gut. Handlungsbedarf sahen 43 % der Befragten noch im Bezug auf die Gestaltung von Outputspezifikation, Leistungspro-
gramm und Leistungsüberwachungssystem. 57 % hielten die bestehenden Systeme für einfach in der Handhabung.[354] Ein 1999 durchgeführter Vergleich des
National Audit Office (NAO) zeigt, dass 70 % der Investitionsvorhaben, die als
PPP durchgeführt wurden, den zeitlichen und finanziellen Rahmen eingehalten
haben, während dies nur bei etwa 30 % der traditionell beschafften Projekte der
Fall war.[355]

Eine weitere Umfrage unter **Mitarbeitern** an neun PPP-Krankenhäusern in Großbritannien hat im März 2003 folgende vier wesentliche Problemfelder aufge-
deckt:[356]

(1) An allen Häusern war die Bettenzahl sehr knapp berechnet, was zu erhöhtem
    Zeitdruck für das Krankenhauspersonal führt. Einige dieser Krankenhäuser
    suchen bereits nach Möglichkeiten, ihre Kapazitäten nachträglich zu erwei-
    tern.

(2) Zudem entstanden bei allen NHS Trusts, die PPP durchführten, erhebliche
    finanzielle Engpässe, die zum Teil durch die Kosten der PPPs selbst, aber
    auch durch den Druck zur Behebung von Kapazitätsengpässen verursacht
    wurden. Einige Krankenhäuser hatten Personal verloren und
    Schwierigkeiten, ausreichend neue Mitarbeiter zu finden und langfristig zu
    halten.

(3) An allen befragten Standorten wurde Kritik an Design und Qualität des
    Gebäudes geäußert. Die Befragten bezweifelten, dass die Privaten zur
    Reduzierung der späteren Betriebskosten auf höhere Qualität in der Bauphase
    setzten.

(4) Schließlich kritisierten alle Befragten, dass durch die Einbindung effizienz-
    orientierter privater Unternehmen sich ihre eigene Arbeitsleistung ver-
    schlechtert hätte. Sie mussten als Angestellte eines privaten Unternehmens

---

[354] Vgl. Ernst & Young (Hrsg.) (2002), S. 2.
[355] Vgl. HM Treasury (Hrsg.) (2003), S. 31
[356] Vgl. Lister, J. (2003), S. 3-4.

ihr Serviceniveau aus Zeit- und Qualitätsdruck reduzieren und waren dadurch unzufrieden mit ihrem Arbeitsplatz.

Die Folge der strengen Kostenorientierung zu Beginn von PFI war eine mangelhafte Gesundheitsversorgung der britischen Bevölkerung. Die Verwaltung reagierte auf diese Missstände mit einer Verbesserung der PPP-Vertragskonstruktionen und der Systeme zur Leistungskontrolle. Daran wird deutlich, dass PPP ein kontinuierlicher Lernprozess ist.[357]

4.3.1.2 Frankreich

In Frankreich ist die Idee PPP seit mehr als 200 Jahren bekannt:[358] Seit langem schon bestehen dort vertragliche Beziehungen mit privaten Unternehmen oder Konsortien über die Bereitstellung von Gütern und Dienstleistungen oder die Übernahme öffentlicher Aufgaben. Im Wesentlichen handelte es sich dabei um zwei Arten von Verträgen: Öffentliche Beschaffung und Outsourcing. Im Juni 2004 wurde eine Verordnung[359] erlassen, um zusätzlich lebenszyklusorientierte PPPs in Frankreich voranzutreiben.[360] Im Gesundheitswesen wurde bereits im September 2003 eine eigene Verordnung[361] verabschiedet, die das großvolumige Krankenhausinvestitionsprogramm „Hôpital 2007"[362] beschleunigen sollte.[363] Darin wurde der existierende Rechtsrahmen um neue Elemente wie langfristige Betreibermodelle und den wettbewerblichen Dialog (vgl. Kap. 6.4.5.2) erweitert. Die meisten PPP-Ausschreibungen in Frankreich fanden im Gesundheitswesen statt und basierten auf der neuen Verordnung. Die Projektvolumina variierten dabei zwischen € 10 Mio. und € 300 Mio.[364] Die Verordnung schuf mit dem **Bail Emphytéotique Hospitalier (BEH) einen neuen PPP-Vertragstyp** für den Krankenhaussektor. Der BEH ist ein lebenszyklusübergreifender Erbpachtvertrag mit einer Laufzeit von 18 bis 99 Jahren, der die Bündelung von Finanzierung, Planung, Erstellung und Betrieb erlaubt. Bis Februar 2005 waren bereits 14 BEH-

---

[357] Vgl. Bolz, U. (Hrsg.) (2005), S. 309.
[358] Vgl. Bolz, U. (Hrsg.) (2005), S. 328.
[359] L'ordonnance du 17 juin 2004.
[360] Vgl. Ministère de l'Économie, des Finances et de l'Industrie (Hrsg.) (o.J.), S. 7-9.
[361] Ordonnance «hôpitaux».
[362] Investitionsvolumen € 10,1 Mrd., Vgl. Delacroix, G., Lefebvre, E. (2005).
[363] Vgl. o.V. (2005b).
[364] Vgl. Bolz, U. (Hrsg.) (2005), S. 329.

Krankenhausprojekte mit einem Gesamtvolumen von € 700 Mio. auf den Weg gebracht. Weitere 15 derartige Projekte mit gleichem Investitionsvolumen waren geplant.[365] Im September 2006 gab es in Frankreich insgesamt 35 Krankenhaus-PPPs unter BEH, davon 16 reine Bettenhäuser, zwölf Logistikzentren, und sieben komplette Krankenhäuser.[366] Das französische Gesundheitsministerium rief 2003 zur Unterstützung von „Hôpital 2007" die Mission nationale d'appui à l'investissement Hospitalier (MainH) ins Leben. Diese veröffentlichte im Februar 2005 einen Leitfaden[367] zur Durchführung von BEH-Projekten im Krankenhausbereich.[368] Die darin beschriebenen Schritte ähneln dem deutschen PPP-Prozess (vgl. Kap. 6). Die Motivationsgründe der Krankenhäuser für PPP sind die Beschleunigung der Umsetzung von Investitionsvorhaben, die Streckung der Refinanzierung über einen längeren Zeitraum und die Übertragung von Gebäudemanagementleistungen auf private Partner.[369] Damit ist der französische BEH mit dem PPP-Verständnis dieser Arbeit in Einklang. Interessant an der französischen Herangehensweise ist, dass der Krankenhaussektor eine Vorreiterrolle bei der Umsetzung von PPP genießt, obwohl Planung und Bau von Krankenhausimmobilien als äußerst komplex gelten.[370] Die erste französische PPP im Krankenhausbereich, das Universitätsklinikum Caen, wurde erst im Mai 2004 ausgeschrieben.[371] Daher liegen für PPP im französischen Krankenhaussektor - anders als in Großbritannien - bisher noch nicht ausreichend Erfahrungswerte zur umfassenden Evaluation der Projekte vor.

4.3.2 Verbreitung von PPP im Krankenhausbereich - Deutschland

In Deutschland hat die Umsetzung von PPP im Krankenhausbereich gerade erst begonnen.[372] Die bisherigen Erfahrungen beschränken sich hauptsächlich auf Finanzierungsmodelle ohne Betreiberkomponente oder Projekte außerhalb des medi-

---

[365] Vgl. Cloâtre, E. (2005).
[366] Gemäß Interview mit Beauvois, C. am 18.09.2006.
[367] „Le guide B.E.H.", Vgl. Ministère des Solidarités, de la Santé et de la Famille (Hrsg.) (2005).
[368] Vgl. Cloâtre, E. (2005).
[369] Vgl. Delacroix, G., Lefebvre, E. (2005).
[370] Vgl. o.V. (2005b)
[371] Vgl. Delacroix, G., Lefebvre, E. (2005).
[372] Vgl. Lautenschläger, S. (2006), S. 23, Andree, F., Ennemann, U. (2006), S. 279, Adler, F. u. a. (2006), S. 114, Arbeitsgruppe Krankenhauswesen der AOLG (Hrsg.) (2004), S. 4, und Grotowski, Th. (2004), S. 184.

zinischen Kernbereichs.[373] Beispiele hierfür sind der als PPP gestaltete Eingangs-
bereich der **Dr.-Horst-Schmidt-Kliniken GmbH in Wiesbaden**, das **Logistikzentrum mit Parkhaus am Klinikum Dortmund** und der **Neubau am Klinikum Barmbek**.[374] Die Initiative, lebenszyklusübergreifende Krankenhaus-PPPs
in Deutschland voran zu treiben, geht von der PPP-Task Force NRW aus. Diese
hat den enormen Investitionsbedarf erkannt und betreut aktuell fünf Pilotprojekte
im Krankenhausbereich:

In Juni 2006 wurden die Verträge für die PPP-Realisierung des WPE am **Universitätsklinikum Essen** unterzeichnet. Im WPE soll eine schonende Strahlen-
therapie für Tumoren an sensiblen Körperregionen möglich werden. Das Projekt
hat ein Volumen von etwa € 300 Mio. und wurde im Januar 2005 ausgeschrieben.
Ein Konsortium aus der STRABAG AG und Ion Beam Applications (IBA) ge-
wann die Ausschreibung wird das Projekt ab seiner Fertigstellung 2010 über 15
Jahre betreuen. Das **WPE** ist damit das erste lebenszyklusübergreifende PPP-Projekt in der deutschen Krankenhauslandschaft.[375]

Das **Universitätsklinikum Münster** ist das erste deutsche Krankenhaus, das über
eine PPP-Realisierung in Form eines Kooperationsmodells (vgl. Kap. 3.6.1) nach-
denkt.[376] Dort sucht man nach einer Lösung für Sanierung, Umbau und Betrieb
des Klinikums. Mit dem Projekt sollen die bestehenden Betriebsprozesse optimiert werden und die kommenden Herausforderungen (vgl. Kap. 2.4) besser ge-
meistert werden. Die geplante Einbindung von HBFG-Fördermitteln stellt eine
besondere Herausforderung für das Planungsteam dar. Eine endgültige Entscheidung über die Projektdurchführung ist noch nicht gefallen.[377]

Am **Universitätsklinikum Köln** ist derzeit die Errichtung eines Klinikgebäudes
(U/B West) als PPP geplant. Das Projekt ist Teil eines Restrukturierungskonzepts
zur wirtschaftlichen Optimierung der bestehenden medizinischen Bereiche. Das

---

[373] Vgl. Wissenschaftsrat (Hrsg.) (2006), S. 36.
[374] Vgl. o.V. (2006b), o.V. (2005a), Hausmann, F. L. u. a. (2005), S. 680-691 und gemäß Interviews
mit Kathmann, K. am 15.08.2006 und Strack, I. am 21.09.2006.
[375] Vgl. Meier, A., Wendel, V. (2006), S. 376-378, PPP-Task Force Nordrhein-Westfalen (Hrsg.)
(2006c), und gemäß Interview mit Bedenbecker, M. am 06.09.2006.
[376] Vgl. Wissenschaftsrat (Hrsg.) (2006), S. 36.
[377] Vgl. PPP-Task Force Nordrhein-Westfalen (Hrsg.) (2006e).

Gebäude soll über 25 Jahre betrieben werden und hat ein Finanzvolumen von etwa € 50 Mio. Auch in dieses Projekt sollen HBFG-Fördermittel eingebunden
werden. Momentan beschäftigt sich ein Beraterteam mit der Vorbereitung der zugehörigen Ausschreibung. Bis Oktober 2007 sollen die Bieterverhandlungen abgeschlossen sein und mit dem Bau begonnen werden.[378]

Das **Klinikum Leverkusen** war das erste kommunale PPP-Pilotprojekt der PPP-
Task Force NRW. Es ist kein klassisches Krankenhausprojekt, sondern hat die
Idee der Integrierten Versorgung als PPP umgesetzt. Projektpartner sind die Klinikum Leverkusen gGmbH, ihre Tochter Klinikum Leverkusen Service GmbH
(KLS), die Siemens AG als Partner für die EDV-Unterstützung und die Mieter im
angeschlossenen Ärztehaus. Das Projekt ist seit 2001 umgesetzt und hat eine Min-
destlaufzeit von zehn Jahren. Die Finanzierung erfolgt hauptsächlich über Eigenmittel und den Kapitalmarkt. Ziel ist primär eine effizientere Patientenversorgung
und eine engere Verzahnung von ambulantem und stationärem Sektor mit opti-
miertem Datenaustausch. Ein gemeinsames Marketing- und Kommunikationskon-
zept soll ein einheitliches Bild nach außen vermitteln.[379]

Eine weitere PPP an einem kommunalen Krankenhaus ist in **Viersen** geplant. Die
Allgemeines Krankenhaus (AKH) Viersen GmbH möchte aus Kostengründen
ihren Betrieb von bisher zwei Standorten mit 5 km Entfernung an einem Hauptsitz
zusammenführen. Das Projektvolumen wird auf € 25 Mio. geschätzt und soll ohne
Landesfördermittel realisiert werden. Die AKH Viersen GmbH hat im April 2006
ein Beratungsteam mit der Erstellung einer Machbarkeitsstudie beauftragt, die
über eine PPP-Realisierung entscheiden und eine grobe Projektplanung ausarbei-
ten sollte. Die Ergebnisse der Machbarkeitsstudie wurden im September 2006
vorgelegt, wobei alle PPP-Varianten höhere Rationalisierungsgewinne ergaben als
die konventionelle Realisierung.[380]

---

[378] Vgl. PPP-Task Force Nordrhein-Westfalen (Hrsg.) (2006d), und gemäß Interview mit Burger, Th. am 15.08.2006.

[379] Vgl. PPP-Task Force Nordrhein-Westfalen (Hrsg.) (2006b), und gemäß Interview mit Ippolito, P. am 21.06.2006.

[380] Vgl. PPP-Task Force Nordrhein-Westfalen (Hrsg.) (2006a), und gemäß Interview mit Eckardt, G. am 14.06.2006.

Neben den PPP-Pilotprojekten in NRW gibt es auch ein PPP-Vorhaben am **Universitätsklinikum Schleswig-Holstein**. Dort wurde das norddeutsche Partikeltherapiezentrum zur Behandlung von Tumoren am Standort Kiel im April 2006 europaweit als PPP ausgeschrieben. Das Projekt hat ein Investitionsvolumen von etwa € 140 Mio. Über die genaue Vertragsgestaltung des Projekts ist noch keine Entscheidung gefallen. Nach der geplanten Zuschlagserteilung im Januar 2007 soll ab Herbst 2007 mit dem Bau begonnen werden. Das Projekt ist Teil eines Strategiekonzeptes der Landesregierung Schleswig-Holstein, mit dem die wirtschaftliche Situation des Universitätsklinikums langfristig verbessert werden soll.[381]

Ein weiteres PPP-Projekt hat das **Klinikum Bremen Mitte** ausgeschrieben. Das Vorhaben ist Teil eines Masterplans, der die absehbare Insolvenz des Klinikums bis spätestens 2010 abwenden soll. Mit der PPP soll ein Krankenhausneubau mit etwa € 191 Mio. Projektvolumen errichtet und betrieben werden. Da der Bremer Senat sich nicht in der Lage sieht, das Projekt mit einer Patronatserklärung abzusichern, soll der Neubau weitgehend durch den Verkauf nicht mehr benötigter Grundstücke und die erwarteten jährlichen Effizienzgewinne von etwa € 43 Mio. refinanziert werden. Nähere Informationen über das Projekt sind wegen der noch laufenden Ausschreibung nicht zugänglich.[382]

Es wird also deutlich, dass es außerhalb NRWs noch kaum PPP-Aktivitäten im Krankenhaussektor gibt.[383] Viele Bundesländer wie Baden-Württemberg, Bayern, Hessen und Sachsen-Anhalt haben keine derartigen Projekte in Planung.[384] Eine erschöpfende Aufstellung über alle bundesweit geplanten und umgesetzten PPPs im Krankenhausbereich gibt es nicht.[385] Die vorgestellten Beispiele zeigen daher nur die wichtigsten und bekanntesten PPP-Projekte im Krankenhausbereich. Die Umfrage „Krankenhausbarometer 2005" bestätigt die zurückhaltende Umsetzung:

---

[381] Vgl. Universitätsklinikum Schleswig-Holstein (Hrsg.) (2006), und Schleswig-Holsteinischer Landtag (Hrsg.) (2006).

[382] Vgl. Gesundheit Nord – Klinikverbund Bremen (Hrsg.) (2005), Beneker, Ch. (2006), und gemäß Interview mit Bester-Voß, M. am 06.09.2006.

[383] Gemäß Interview mit PPP-Task Force NRW am 17.05.2006

[384] Gemäß Interviews mit Mager am 28.09.2006, Geiser, M. am 22.09.2006, Gerlach, Ch. Am 14.06.2006, Salomon, S. am 16.06.2006.

[385] Gemäß Interview mit PPP-Task Force NRW am 17.05.2006.

Bisher haben nur 3,2 % der Krankenhäuser private Investoren in die Finanzierung ihrer Bauvorhaben einbezogen, bei der Finanzierung von Anlagen waren es sogar nur 2,3 %. Der Einbezug Privater (z.B. in Form von PPP) ist auch nur bei 4,1 % (Bauinvestitionen) bzw. 2,5 % (Anlageninvestitionen) der Krankenhäuser geplant.[386] Gründe für diese Zurückhaltung wurden nicht erhoben.[387]

---

[386] Vgl. Deutsches Krankenhausinstitut (Hrsg.) (2005), S. 30.
[387] Gemäß Interview mit Schilz, P. am 18.05.2006.

5 Anwendung des PPP-Konzepts im Krankenhausbereich

Bisher wurde das PPP-Konzept eher allgemein dargestellt. Bei der Anwendung von PPP im Krankenhausbereich müssen die besonderen Eigenschaften öffentlicher Krankenhäuser berücksichtigt werden und es muss geprüft werden, ob und unter welchen Bedingungen das allgemeine Konzept hier überhaupt anwendbar ist.

5.1 Anwendbarkeit des PPP-Konzepts auf den Spezialfall Krankenhaus

Laut Grundgesetz[388] darf die Ausübung der hoheitlichen Gewalt – im Krankenhausbereich Lehre und Maßregelvollzug – nicht privatisiert werden, d.h. nur durch Beamte vollzogen werden. Jedoch dürfen Hilfstätigkeiten, bei denen der Staat ohnehin schon in Konkurrenz mit Privaten steht (z.B. Energieversorgung) in private Hände gegeben werden. Auch Bau und Management von öffentlichen Gebäuden und Geräten können als PPP-Modell gestaltet werden. Hierzu gehören Verwaltungs- und Schulgebäude, aber explizit auch Krankenhäuser.[389]

Ein wesentlicher Unterschied zwischen PPP im Krankenhaus und den übrigen Anwendungsfeldern von PPP besteht darin, dass sich die bisher in Deutschland durchgeführten Projekte hauptsächlich auf direkte Einflussgebiete der öffentlichen Hand beziehen. Bei diesen Anwendungsbereichen (z.B. öffentliche Straßen oder Schulen) gehören die in die PPP eingebundenen Grundstücke und Bauwerke dem Staat selbst und er ist für die Bereitstellung der entsprechenden Leistungen selbst zuständig. Bei Krankenhäusern ist die öffentliche Aufgabe jedoch eine „Zuschussförderung von Einrichtungen in Rechtsträgerschaft (privater) Dritter"[390]. Bei der Finanzierung von Krankenhäusern fördert das Land also keine eigenen Einrichtungen. Laut KHG[391] dürfen Fördermittel nicht mit Bedingungen verknüpft werden, die ein Krankenhaus zusätzlich zu den Auflagen der Kranken-

---

[388] Vgl. GG (2002), § 33 IV.
[389] Vgl. Weber, M. (2004), S. 43.
[390] Arbeitsgruppe Krankenhauswesen der AOLG (Hrsg.) (2004), S. 6.
[391] Vgl. KHG (2005), § 1 II.

hausplanung und einer Orientierung am Grundsatz der Wirtschaftlichkeit einschränken. Also liegt die Entscheidung über eine PPP zunächst beim Krankenhausträger selbst und kann ihm nicht vom zuständigen Bundesland diktiert
werden.[392]

5.2 Die Angebots- und Nachfragesituation für PPP im Krankenhausbereich

Eine PPP kommt nur zustande, wenn dafür am Markt ausreichend Angebot und
Nachfrage besteht. Unter einem zufrieden stellenden Angebotsmarkt soll hier ein
ausreichend großer Kreis privater Unternehmen als Interessenten und mögliche
kompetente spätere Partner verstanden werden. Auf der Nachfrageseite stehen dagegen diejenigen öffentlichen Organisationen, die an einer PPP zur Erfüllung
ihrer Aufgaben interessiert sind. Dieses Kapitel soll zeigen, welche der beiden
Seiten möglicherweise mehr auf die weitere Verbreitung von PPP drängt und welche Gründe für ein solches Drängen oder auch ein eher zurückhaltendes Verhalten
angegeben werden.

Die bereits erwähnte Umfrage zur Verbreitung von PPP aus dem Jahr 2005 (vgl.
Kap. 4.2.1) lieferte folgende Ergebnisse für die **Nachfrageseite**: Grundsätzlich
spielte PPP im Gesundheitsbereich noch keine große Rolle. Fünf von 18 teilnehmenden Bundesländern sahen Krankenhäuser und Universitätskliniken als für
PPP geeignete Bereiche. Auf kommunaler Ebene hielten sowohl die Städte und
Gemeinden als auch die Landkreise mit 0,2 % bzw. 2,5 % die aktuelle Bedeutung
von PPP im Krankenhaus für relativ gering. In Zukunft werde die Bedeutung aus
kommunaler Sicht jedoch deutlich zunehmen: 6,8 % der Städte und Gemeinden
sahen für die Zukunft eine große Bedeutung von PPP im Krankenhausbereich, auf
Landkreisebene waren es sogar 15,5 %.[393] Auf der Nachfrageseite ließ sich also
im Jahr 2005 ein eher geringes Interesse, für die Zukunft jedoch eine steigende
Bedeutung von PPP-Kooperationen im Krankenhaus verzeichnen. Gemäß einer
Studie unter **Entscheidern der öffentlichen Seite** im Jahr 2005 hielten 67 % der
Befragten Krankenhausprojekte für die Zusammenarbeit mit Privaten für geeig-

---

[392] Vgl. Arbeitsgruppe Krankenhauswesen der AOLG (Hrsg.) (2004), S. 6.
[393] Vgl. Deutsches Institut für Urbanistik (Hrsg.) (2005), S. 24-25 und 44-45.

net.[394] Krankenhäuser, die gerade PPP-Projekte durchführen, nennen als auslösende Faktoren für die Kooperation mit Privaten vielfach enormen Handlungsdruck aufgrund finanzieller Engpässe: Am Universitätsklinikum Schleswig-Holstein versucht man, den erwarteten Schuldenberg in zweistelliger Millionenhöhe mit Hilfe von PPP zu verringern.[395] Das Klinikum Bremen Mitte fürchtet, ohne eine zeitnahe Restrukturierung unter Einbezug von Privaten bis spätestens 2010 wegen des DRG-Kostendrucks in Konkurs zu gehen.[396] Am Klinikum Leverkusen waren für die geplante Vernetzung des ambulanten und stationären Sektors nicht ausreichend finanzielle Mittel vorhanden.[397] Aus Sicht des Klinikums Bremerhaven bietet sich eine PPP einerseits zur Deckung des Finanzmittelbedarfs andererseits zur Nutzung privater Fähigkeiten und zur Erhöhung der eigenen Wettbewerbsfähigkeit an.[398] Es lässt sich also folgender Trend für die Haltung öffentlicher Nachfrager ableiten: Mit steigendem Kostendruck, bei Finanzierungsengpässen und zunehmender Erfahrung mit PPP in Deutschland wird die öffentliche Hand ihre bestehende Skepsis überwinden und diese Option vermehrt in ihren Krankenhäusern anwenden.[399]

Auf der **Angebotsseite** zeigt sich - zumindest auf den ersten Blick - ein weit größeres Interesse an der PPP-Durchführung. Einer der wichtigsten Treiber für die Verbreitung von PPP ist die mangelnde Auslastung des privaten Sektors (vgl. Kap. 3.2). Die PPP-Projektverantwortlichen an den Kliniken Bremen Mitte und den städtischen Kliniken Frankfurt-Höchst - dort wird über eine PPP-Realisierung für einen Klinikneubau nachgedacht - rechnen mit reger Beteiligung qualifizierter privater Bieter.[400] Jedoch äußern sich die privaten Bau- und Betreiberfirmen auch kritisch über den PPP-Einsatzbereich Krankenhaus: Die unübersichtliche Vielfalt an Trägern und Financiers im Krankenhaussektor sowie die Schwierigkeiten bei der Beurteilung ihrer Bonität stellen für die Auftragnehmer schwer kalkulierbare Risiken dar. Im Vergleich zu Krankenhäusern in zentralstaatlich organisierten Ge-

---

[394] Vgl. FINANCE-Research u. a. (Hrsg.) (2005), S. 18. Wegen der geringen Rücklaufquote von 10 % aus 600 versendeten Fragebogen, hat diese Umfrage eher den Charakter eines Stimmungsbildes.
[395] Vgl. o.V. (2005d).
[396] Vgl. Beneker, Ch. (2006).
[397] Gemäß Interview mit Ippolito, P. am 21.06.2006.
[398] Gemäß Interview mit Richter, H. am 07.07.2006.
[399] Vgl. Heuer, C. (2004), S. 39.
[400] Vgl. Beneker, Ch. (2006), und o.V. (2006d).

sundheitssystemen wie Großbritannien oder Australien ist die Gewährleistung der regelmäßigen Entgeltzahlung bei einer Kooperation mit einer deutschen Kranken-haus-GmbH vergleichsweise unsicher.[401] Auch wegen der oben genannten Un-sicherheiten gehen heute bei Projekten, die nicht aktiv beworben werden, nur wenige gute Angebote ein. Der Nachfragermarkt PPP ist zu einem Anbietermarkt geworden. Besonders mittelständische Unternehmen können es sich nicht leisten, wiederholt vergeblich großen finanziellen Aufwand für die Erstellung eines An-gebots zu betreiben. Daher befinden sich heute fast nur große Unternehmen als Nachfrager auf dem PPP-Markt. Zudem hängt die Leistungsfähigkeit eines PPP-Konsortiums vom schwächsten Glied ab - wenn ein Partner schlecht leistet, geht dies zu Lasten aller Mitglieder.

5.3 Anforderungen an ein PPP-Modell im Krankenhausbereich

Die Auswahl der für PPP geeigneten Krankenhäuser muss mit großer Sorgfalt ge-troffen werden.[402] Geeignet sind vor allem Maximalversorger und Universitätskli-niken, deren breites Leistungsspektrum für regionale Patientenversorgung unver-zichtbar ist. Diese Häuser stammen oft noch aus dem 19 Jahrhundert und wurden - wie das Klinikum Bremen Mitte, das Klinikum Barmbek und das UKE - im da-mals üblichen Pavillonstil errichtet.[403] Eine bauliche Optimierung kann dort zu strukturellen Verbesserungen und Rationalisierungsgewinnen führen.[404] Grund-sätzlich erfordern auch Krankenhaus-PPP-Projekte ausreichend große Investi-tionsvolumina, um Effizienzgewinne zu realisieren, die größer sind, als die durch die PPP-Vertragsgestaltung verursachten Transaktionskosten. Hierfür eignen sich besonders Bauprojekte und die Zusammenarbeit bei der Patientenversorgung. Bei jedem PPP-Projekt müssen regionale Besonderheiten, die Marktsituation und der rechtliche Rahmen bzw. dessen Veränderungen beachtet werden.[405] Im Kranken-haus gibt es besonders viele Schnittstellen zwischen den Projektpartnern, die

---

[401] Vgl. Heuer, C. (2004), und gemäß Interview mit Becher, G. am 19.09.2006.
[402] Gemäß Interview mit PPP-Task Force NRW am 11.07.2006.
[403] Vgl. Beneker, Ch. (2006), Hausmann, F. L. u. a. (2005), S. 680, und Preusker, U.K. (2002), S. 36.
[404] Vgl. Alfen u. a. (2005), S. 1084, und Bremermann, W. u. a. (2006), S. 366.
[405] Vgl. Wissenschaftsrat (Hrsg.) (2006), S. 48.

möglichst genau beschrieben und scharf abgegrenzt werden müssen.[406] Diese Aufgabenverteilung und die ebenso wichtige Sicherstellung der Förderfähigkeit, sollen hier näher betrachtet werden.

5.3.1 Entscheidung über an Private übertragbare Leistungen

Bei Krankenhausprojekten hängt der Erfolg einer PPP wesentlich davon ab, welche Aufgaben den privaten Partnern übertragen werden können. Im Allgemeinen steigen mit zunehmender Leistungsübernahme durch den Privaten die mit einer PPP erreichbaren Rationalisierungseffekte, da man annimmt, dass ein Privater wegen seiner größeren Erfahrung und Kompetenz wirtschaftlicher leistet, als die öffentliche Hand.[407] Bei den krankenhausspezifischen Leistungen unterscheidet man Primär- und Supportleistungen. Letztere werden weiter unterteilt in Sekundär- und Tertiärleistungen (vgl. Abb. 22).[408]

Es besteht Einigkeit darüber, dass bei einer PPP die medizinischen und pflegerischen Leistungen (Primärleistungen), also der Kernbereich eines Krankenhauses, weiterhin Aufgabe des öffentlichen Trägers bleiben müssen. Supportleistungen sind dagegen grundsätzlich zur Übertragung an Private geeignet.[409] Viele Krankenhäuser haben bereits heute ihr gesamtes FM oder einzelne FM-Bereiche wie Catering, Reinigungsdienste oder den Zentraleinkauf durch Outsourcing (vgl. Kap. 3.3.3) an Fremdfirmen vergeben.[410] Neben diesen Tertiärleistungen können auch Sekundärleistungen (medizinischer Bereich) wie Blutbank, Pathologie, Zentralsterilisation oder die Krankenhausapotheke von privaten Unternehmen übernommen werden.[411] Hier lohnt es sich, die bestehenden Verträge (Konditionen, Kündigungsfristen) genau zu analysieren und mit den möglicherweise durch eine PPP erzielbaren Einsparpotenzialen zu vergleichen.[412]

---

[406] Gemäß Interview mit PPP-Task Force NRW am 11.07.2006.

[407] Vgl. Storz, M.A., Frank, M. (2004), S. 20.

[408] Vgl. Alfen, H. u. a. (2005), S. 1086.

[409] Vgl. Alfen, H. u. a. (2005), S. 1086, und Bremermann, W. u. a. (2006), S. 366.

[410] Vgl. Lovells (Hrsg.) (2004), S. 18.

[411] Vgl. Frosch, E., Hartinger, G., Renner, G. (2001), S. 40-41.

[412] Vgl. Storz, M.A., Frank, M. (2004), S. 20, und gemäß Interview mit Buscher, F. am 19.09.2006.

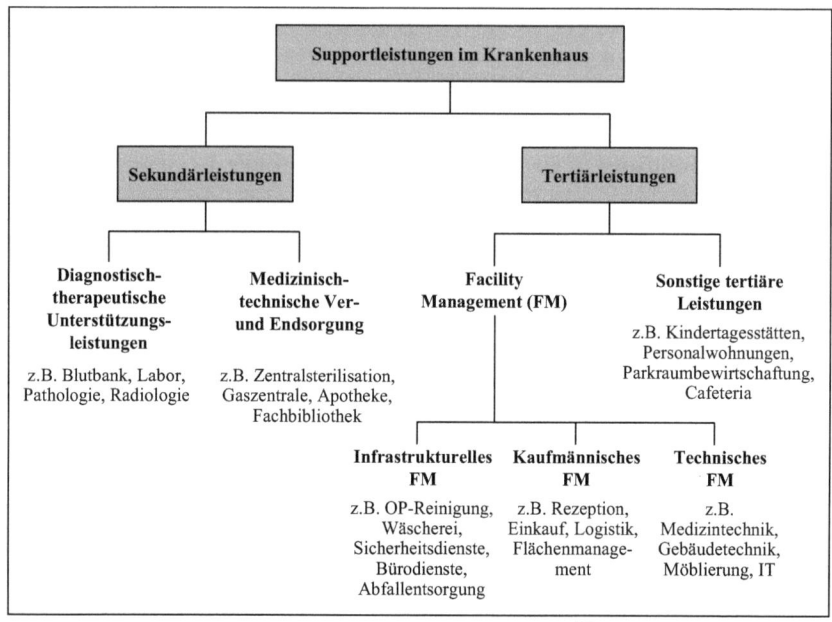

Abbildung 22:   Supportleistungen im Krankenhaus[413]

Als besonders geeignet für PPP gelten Planungs- und Bauleistungen, die Finanzierung und die wesentlichen Bereiche des FM. Erbringt der private Partner bereits die Bauleistungen eines Gebäudes, kann es aus Effizienzgesichtspunkten sinnvoll sein, ihm auch dessen Ausstattung etwa mit medizintechnischen Anlagen oder Mobiliar und die zugehörigen Wartungsdienstleistungen zu übertragen.[414] Eine bereits erwähnte Umfrage (vgl. Kap. 4.3.1.1) unter PPP-Projektverantwortlichen in Großbritannien hat ergeben, dass die meisten Krankenhäuser immobile medizinische Anlagen weitgehend in die PPP einbeziehen. Ausstattungsgegenstände wie bewegliche Medizintechnik und Möbel sowie IT-Systeme sind dagegen nur selten Teil der Kooperation. Insgesamt waren laut der Studie in mehr als 80 % der Fälle so genannte „soft FM-Leistungen"[415] in den Projektvertrag integriert. Obwohl eine zunehmende Aufgabenübertragung auf die private Seite regel-

---

413 Eigene Darstellung in Anlehnung an Alfen, H. u. a. (2005), S. 1086.

414 Vgl. Alfen, H. u. a. (2005), S. 1086.

415 FM-Leistungen innerhalb des Gebäudes (z.B. Catering, Reinigung). Gemäß Interview mit Hames, J am 20.07.2006.

mäßig zu effizienterer Leistungserstellung führt, sollten PPP-Entscheider für jedes Projekt individuell untersuchen, welche Leistungen aus Wirtschaftlichkeitsgründen am besten von welchem Partner erbracht werden.[416]

5.3.2 Förderfähigkeit

Eine weitere **Besonderheit** für PPP im Krankenhausbereich besteht **im Zusammenhang mit dem dualen System der Krankenhausfinanzierung** (vgl. Kap. 2.6.1). Obwohl bisher noch kein spezifisches Regelwerk zur Förderung von Krankenhaus-PPPs vorliegt, kann der **Träger öffentliche Fördermittel nach KHG grundsätzlich zur PPP-Finanzierung beantragen.** Dies ist jedoch **nur dann möglich, wenn die öffentliche Seite das Krankenhaus weiterhin betreibt und für die medizinische Versorgung der Patienten zuständig bleibt.**[417] Bei Betreibermodellen erhält der Private üblicherweise ein einheitliches Leistungsentgelt, das seine Aufwendungen für Planung, Errichtung, Betrieb und Instandhaltung des Krankenhauses abdeckt (vgl. Kap. 3.6.2).[418] Nach KHG sind davon nur die Investitionskosten - nicht aber Kosten für den Betrieb und die Instandhaltung des Krankenhauses - förderfähig.[419] Bei Universitätskliniken müssen zum Erhalt der Bundesförderung zusätzlich die strengen Anforderungen des HBFG erfüllt werden.[420] Die Entgeltleistung der öffentlichen Hand muss also in förderfähige und nicht förderfähige Bestandteile geteilt werden - eine Abgrenzung, die sich als schwierig erweisen kann.[421] Wenn eine eindeutige Identifizierung des nach KHG zu fördernden Anteils möglich ist, sollte die Förderung problemlos durchführbar sein, da der mehrjährige Schuldendienst bei der klassischen Investitionsfinanzierung lediglich durch ein PPP-Nutzungsentgelt ersetzt wird. Die im Rahmen einer PPP an den Privaten übertragenen Leistungen können neben den typischen Bau-, Gebäudemanagement- und FM-Leistungen auch patientennähere Dienstleistungen (z.B. Pathologie) umfassen (vgl. Kap. 5.3.1). Dann muss bei der Vertragsgestaltung deutlich werden, dass hier Leistungen für den öffentlichen Träger

---

[416] Vgl. Ernst & Young (Hrsg.) (2002), S. 4.

[417] Vgl. Adler, F. u. a. (2006), S. 116 und 118.

[418] Vgl. Arbeitsgruppe Krankenhauswesen der AOLG (Hrsg.) (2004), S. 13.

[419] Vgl. Lautenschläger, S. (2006), S. 24, und Adler, F. u. a. (2006), S. 118.

[420] Vgl. Wissenschaftsrat (Hrsg.) (2006), S. 27.

[421] Vgl. Lautenschläger, S. (2006), S.24.

erbracht werden, sodass diese nicht förderfähigen Dienste über Fallpauschalen re-
finanzierbar bleiben. Zum Erhalt der Förderfähigkeit muss der Krankenhausträger
sich im Einzelfall mit der Krankenhausplanungsbehörde und dem zuständigen
Landesministerium abstimmen.[422] Es besteht auch die Möglichkeit, eine Krankenhaus-PPP ganz ohne Landesfördergelder durchzuführen. Dann müssen jedoch
ausreichend Effizienzgewinne zur Rückzahlung der verwendeten privaten Finanzmittel realisiert werden.[423] Dies ist aber eine eher theoretische Möglichkeit, die in
der Praxis noch keine Anwendung gefunden hat und in jedem Fall mit den Förderrichtlinien der zuständigen Bundesländer abgestimmt werden muss. Unter
diesen Umständen wäre man auch bei der Vertragsgestaltung nicht mehr an die
Auflagen für die Förderung gebunden. Eine solche freie Finanzierung wird jedoch
nur in seltenen Fällen möglich sein.[424] Die erreichbaren Einsparungen sind im
Krankenhausbereich systematisch niedriger, als in anderen Anwendungsfeldern
von PPP.[425] So hat die Machbarkeitsstudie am Universitätsklinikum Köln für PPP
je nach Realisierungsvariante nur Einsparungen von zwischen 1,3 % und 7,9 %
im Vergleich zur Eigenrealisierung ergeben.[426] Daher ist es grundsätzlich ratsam,
eine PPP im Krankenhausbereich so zu gestalten, dass sie die Anforderungen für
eine öffentliche Förderung erfüllt.[427]

---

[422] Vgl. Adler, F. u. a. (2006), S. 116 und 118.
[423] Vgl. Alfen, H. u. a. (2005), S. 1084.
[424] Vgl. Bremermann, W. u. a. (2006), S. 366.
[425] Vgl. McCleary, B. (2002), S. 10-11.
[426] Gemäß Interview mit PPP-Task Force NRW am 11.07.2006. In anderen PPP-affinen Bereichen
sind dagegen Einsparungen von 20 % möglich, vgl. z.B. Grotowski, Th. (2004), S. 183.
[427] Vgl. Wissenschaftsrat (Hrsg.) (2006), S. 27.

6 Der PPP-Prozess

Die Gestaltung und Umsetzung eines PPP-Modells ist ein komplexer Prozess: Hohes Finanzvolumen, lange Projektlaufzeiten, eine Vielzahl von Projektbeteiligten und mögliche Risiken sind nur einige Aspekte die zeigen, dass erfolgreiche PPP-Projekte gründlich geplant werden müssen. Das bereits mehrfach erwähnte Gutachten „PPP im öffentlichen Hochbau" (vgl. Kap. 3.1.1 und 3.6.2) hat einen strukturierten Leitfaden entwickelt, der sich national und international zur Unterstützung von Projektbeteiligten bei der PPP-Umsetzung bewährt hat.[428] Im Folgenden soll anhand dieses Prozessleitfadens auf die Stufen der Umsetzung eines PPP-Projekts allgemein und im Bezug auf den Krankenhausbereich eingegangen werden.

6.1 Überblick

Der PPP-Prozess besteht aus fünf Projektphasen (vgl. Abb. 23):[429]

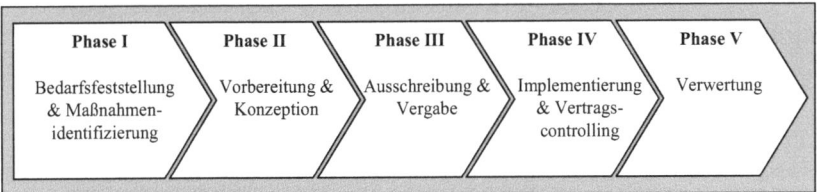

Abbildung 23:   Die fünf Phasen des PPP-Prozesses[430]

- **Phase I: Bedarfsfeststellung und Maßnahmenidentifizierung**

Diese Phase dient der Ermittlung, ob generell Bedarf an dem geplanten Projekt besteht und ob die geplante Maßnahme überhaupt wirtschaftlich und finanziell durchführbar ist. Hier werden die mit dem Projekt verfolgten Ziele festgelegt und mögliche Alternativen zur Durchführung ermittelt. Die Phase schließt mit einem Test zur Überprüfung der PPP-Eignung ab.

---

[428] Bauhaus-Universität Weimar u. a. (Hrsg.) (2003a), S. 9.
[429] Bauhaus-Universität Weimar u. a. (Hrsg.) (2003a), S. 9-11. In Anhang C befindet sich eine detaillierte Darstellung des PPP-Prozesses.
[430] Eigene Darstellung in Anlehnung an Rambold, P., Weber, M. (2005), S.35.

- **Phase II: Vorbereitung und Konzeption**

In Phase II werden die ermittelten Durchführungsalternativen unter Beachtung des relevanten Rechtsrahmens und der Finanzierbarkeit weiter ausgearbeitet und zur Ermittlung der wirtschaftlichsten Alternative einander gegenüber gestellt. Anschließend wird das am besten geeignete Projekt im öffentlichen Haushalt veranschlagt und eine Entscheidung entweder für die traditionelle oder die PPP-Umsetzung getroffen.

- **Phase III: Ausschreibung und Vergabe**

Hat man sich für die Durchführung von PPP entschieden, erfolgt in Phase III die Einleitung des Vergabeverfahrens und die Erteilung des Zuschlags an den Bieter bzw. das Bieterkonsortium mit dem wirtschaftlichsten Angebot.

- **Phase IV: Implementierung und Vertragscontrolling**

Phase IV umfasst die Eigentliche Umsetzung des vorab geplanten Projekts einschließlich der Betriebsphase. Aufgabe des öffentlichen Auftraggebers ist es dann, die definierten Leistungsstandards kontinuierlich zu überwachen.

- **Phase V: Verwertung**

Soweit vertraglich festgelegt, erfolgt nach Ende der Projektlaufzeit die Verwertung des Objektgegenstandes durch den privaten Auftragnehmer.

6.2 Phase I – Bedarfsfeststellung und Maßnahmenidentifikation

6.2.1 Bedarfsfeststellung

Zu Projektbeginn muss die öffentliche Seite feststellen, ob bzw. welcher Bedarf für das zu entwickelnde Projekt besteht. Dabei versucht man, möglichst genau zu kalkulieren, inwieweit dieser Bedarf vom Ist-Zustand abweicht und sich in Zukunft entwickeln wird.[431] Im Krankenhausbereich ist hierbei abzuschätzen, wie sich die aktuellen Herausforderungen für Krankenhäuser (vgl. Kap. 2.4) auf den

---

[431] Vgl. Hausmann, F. L. u. a. (Hrsg.) (2005), S. 14.

zukünftigen Bedarf an stationärer Krankenversorgung auswirken. Die Faktoren, die den Bedarf an Krankenhauskapazität beeinflussen, können auch gegenläufig sein: Man rechnet im stationären Sektor mit einer Bettenreduktion, wodurch Gebäudekapazität frei wird. Dennoch kann ein Neubau effizienter sein, wenn er die energetischen und logistischen Kosten verringert (vgl. Kap. 5.3).

6.2.2 Maßnahmenwirtschaftlichkeit

Das Verfahren der Maßnahmenwirtschaftlichkeit bewertet ein Vorhaben im gesamtwirtschaftlichen Zusammenhang. Die öffentliche Hand beurteilt in dieser ersten groben Analyse, ob es überhaupt langfristig bedarfsgerecht, wirtschaftlicher als der Ist-Zustand und finanzierbar ist.[432]

Im Krankenhausbereich wird diese gesamtwirtschaftliche Bedarfsplanung durch die Landeskrankenhausplanung festgelegt (vgl. Kap. 2.6.1). Das KHG verpflichtet darin jedes Bundesland dazu, eine Bedarfsschätzung an Krankenhauskapazität aufzustellen und sich dabei sowohl mit seinen Nachbarländern, als auch mit der Bedarfsentwicklung an Pflegeleistung abzustimmen. Grundsätzlich hat ein Krankenhaus keinen Anspruch, in den Krankenhausplan aufgenommen zu werden. Erst durch einen Feststellungsbescheid wird die Aufnahme eines Krankenhauses in den Landeskrankenhausplan rechtswirksam.[433]

6.2.3 Finanzielle Realisierbarkeit

Wenn das Projekt die Maßnahmenwirtschaftlichkeitsuntersuchung bestanden hat, wird seine finanzielle Realisierbarkeit überprüft. Dazu muss nicht nur die aktuelle Haushaltslage analysiert werden, sondern wegen der langen Laufzeiten auch die Auswirkung auf die mittelfristige und langfristige öffentliche Haushaltsplanung abgeschätzt werden. Bei PPP bietet sich daher eine Analyse von erwarteten Erlösen und Kosten über den gesamten Lebenszyklus eines Objekts an (vgl. Kap. 3.5.2). Denn selbst, wenn sich ein Investitionsprojekt als wirtschaftlich

---

[432] Vgl. Hausmann, F. L. u. a. (Hrsg.) (2005), S. 15, und Jakob, D., Kochendörfer, B. (2002), S. 106.
[433] Vgl. Deutsche Krankenhausgesellschaft (Hrsg.) (2006), S. 2-3, und KHG (2005), §§ 6 und 8.

sinnvoll erweist, kann es sein, dass der öffentliche Haushalt es nicht finanzieren kann.[434]

6.2.4 Definition der Projektziele

Bei der Projektdurchführung muss die öffentliche Hand dem **Prinzip der Wirtschaftlichkeit und Sparsamkeit** folgen.[435] Die Bundeshaushaltsordnung verpflichtet in diesem Zusammenhang zur Prüfung, ob und welche staatlichen Leistungen „durch Ausgliederung und Entstaatlichung oder Privatisierung erfüllt werden können"[436]. Entsprechende Anweisungen finden sich auch in den rechtlichen Bestimmungen der Länder und Kommunen.[437] Obwohl im Gesetz PPP nicht explizit genannt wird, könnte man sie jedoch zusammen mit Outsourcing als Ausgliederung bezeichnen.[438] Dies rechtfertigt sich insbesondere dadurch, dass der Staat im Fall von PPP im Vergleich zu materieller Privatisierung und Outsourcing noch stärkere Kontrollrechte behält.[439]

Der Grundsatz von Sparsamkeit und Wirtschaftlichkeit verlangt von der öffentlichen Hand, bei Investitionsalternativen grundsätzlich das Konzept zu wählen, das den definierten Bedarf mit dem besten Preis-Leistungsverhältnis deckt. Nimmt man diesen Grundsatz als **übergeordnetes Ziel**, so sind weitere individuelle Projektziele festzulegen, die mit dem Zielsystem des Krankenhauses (vgl. Kap. 2.3.2) in Einklang sein müssen. Diese müssen mit Indikatoren versehen werden und realistisch, klar verständlich, widerspruchsfrei, messbar und sachlich wie zeitlich dimensionierbar sein.[440] Am Universitätsklinikum Köln verfolgt man mit dem geplanten PPP-Projekt folgende Ziele:[441]

- Verringerung der bewirtschafteten Fläche
- Energieoptimierung der Gebäude
- Verbesserung von Leistungs- und Serviceniveau

---

[434] Vgl. Hausmann, F. L. u. a. (Hrsg.) (2005), S. 15-16.

[435] Vgl. Bundesministerium der Finanzen (Hrsg.) (2004), S. 5.

[436] BHO (2005), § 7 I.

[437] Gesetzlich verankert in § 7 I der Landeshaushaltsordnungen bzw. § 75 II der Gemeindeordnungen.

[438] Vgl. Bertelsmann Stiftung u. a. (Hrsg.) (o.J.), S. 7.

[439] Vgl. McCleary, B. (2002), S. 9.

[440] Vgl. Hausmann, F. L. u. a. (Hrsg.) (2005), S. 16.

[441] Gemäß Interview mit Burger, Th. am 15.08.2006.

- Optimierung der Ablaufprozesse
- Reduktion von redundanten Kapazitäten auf ein Minimum

6.2.5 Identifizierung und Vorauswahl möglicher Realisierungskonzepte

In dieser Phase sucht die öffentliche Hand nach möglichen Realisierungswegen für die geplante Aufgabe. Dies können sowohl traditionelle Wege der Eigenerstellung, als auch PPP oder andere Wege der Privatsektorbeteiligung (vgl. Kap. 3.3) sein. Es ist wichtig, in dieser Phase nicht nur bekannte Konzepte auszuwählen, sondern auch ein möglichst breites Spektrum an alternativen innovativen Konzepten in die Überlegung einzubeziehen. Die Alternativen werden zunächst wertungsfrei nebeneinander gestellt.[442] Hält man sich die finanziellen Schwierigkeiten der Bundesländer bei der Investitionsfinanzierung von Krankenhäusern vor Augen (vgl. Kap. 2.6.4), so wird sich die Anzahl der Realisierungsmöglichkeiten deutlich einschränken. In einigen Fällen können oder konnten Investitionen ohne die Einbeziehung von Privaten nicht getätigt werden, was auch an der Privatisierungswelle in der deutschen Krankenhauslandschaft deutlich wird.[443]

Bei der Identifikation möglicher Konzepte kann es hilfreich sein, zusätzlich zu den bisherigen Projektbeteiligten weitere Experten der öffentlichen Seite und spezialisierte Berater hinzu zu ziehen.[444] Im Zusammenhang mit dem am Klinikum Bremen Mitte geplanten PPP-Projekt wurden die Beratungsleistungen von Architekten, Krankenhausfachberatern, Rechtsanwälten, Wirtschaftsprüfern und Steuerberatern in Anspruch genommen.[445] Ziel muss sein, möglichst viele projektrelevante Fragen zu stellen und so Ideen für die Realisierung zu sammeln. Dabei können einige Alternativen bereits als nicht realisierbar identifiziert werden, da sie zu teuer, technisch nicht leistungsfähig genug oder aufgrund rechtlicher Hindernisse nicht durchführbar sind. Folgende Fragestellungen könnten hier bei einem Krankenhausprojekt diskutiert werden:

---

[442] Vgl. Hausmann, F. L. u. a. (Hrsg.) (2005), S. 17-18.

[443] Vgl. Kurz, T. (2006), S. 3.

[444] Vgl. Hausmann, F. L. u. a. (Hrsg.) (2005), S. 17.

[445] Vgl. Gesundheit Nord – Klinikverbund Bremen (Hrsg.) (2005), S. 10.

Themenbereich	Mögliche Fragestellung
Gebäudezustand	Existiert bereits ein Krankenhausgebäude und steht bereits fest ob eine Sanierung oder ein Neubau durchgeführt werden soll?
Eigentumssituation	Wer ist momentan Eigentümer des Grundstückes, auf dem ein Krankenhausneubau errichtet werden soll? Wer soll in welcher Phase des PPP-Projekts Eigentümer des Gründstücks, der Gebäude und Anlagen sein?
Kapazitätsbedarf	Soll eine Ausweitung oder Verringerung an stationärer Kapazität erreicht werden?
Qualitätsanforderungen	Welche Qualitätsstandards sind bei Bau- und Ausstattung eines Krankenhauses zu beachten?
Leistungsumfang	Welche medizinischen Leistungen und Leistungen außerhalb des weißen Bereichs sollen in dem Krankenhaus erbracht werden?
Flexibilität	Welche Anpassungen müssen im Vertrag möglich sein, wenn sich Qualitäts- oder Leistungsanforderungen ändern?
Risiken	Welche Risiken können im Projektverlauf auftreten?
Akzeptanz	Wie kann die Akzeptanz des Projekts bei der Öffentlichkeit sichergestellt werden?

Tabelle 3: Fragestellungen zur Vorauswahl von Realisierungskonzepten im Krankenhausbereich[446]

6.2.6 Wirtschaftlichkeitsuntersuchung I - PPP-Eignungstest

Ziel des PPP-Eignungstests ist es, – wie schon der Name nahe legt – die Eignung eines Vorhabens für eine Umsetzung als PPP zu ermitteln. Dies ist der Fall, wenn die Projektchancen die Projektrisiken überwiegen und Grund zur Annahme besteht, das Projekt werde Rationalisierungsgewinne erwirtschaften. Diese Überprüfung sollte auch vor Beginn eines Krankenhausprojektes durchgeführt werden.[447] Besteht das Vorhaben den Eignungstest, kann der PPP-Prozess fortgesetzt werden.[448] Wenn das Projekt den Test nicht besteht, muss ein alternativer Beschaffungsweg gewählt werden.[449]

Bei der Überprüfung der PPP-Eignung betrachtet man **projektbezogene** und **nicht-projektbezogene** Kriterien. Letztere umfassen äußere Umstände, Schwie-

---

[446] Eigene Darstellung in Anlehnung an die Fragestellungen bei Hausmann, F. L. u. a. (Hrsg.) (2005), S. 17-18.

[447] Vgl. Andree, F., Ennemann, U. (2006), S. 280.

[448] Vgl. Storz, M.A., Frank, M. (2004), S. 7.

[449] Vgl. Hausmann, F. L. u. a. (Hrsg.) (2005), S. 19.

rigkeiten und Beschränkungen, die nicht vom Projekt selbst ausgehen, jedoch für
dessen PPP-Eignung entscheidend sein können. Hierzu gehört der öffentliche
Wille, die Idee PPP überhaupt umzusetzen. Außerdem müssen mögliche rechtliche oder politische Hindernisse ausgeräumt werden. Auch seitens der Verwaltung
können Probleme bei der PPP-Umsetzung auftauchen: Ein Krankenhaus bezieht
in eine PPP üblicherweise auch FM-Leistungen ein. Meist wurden einige dieser
Aufgaben bis dahin von Angestellten der öffentlichen Hand erledigt, die im Zuge
der PPP als Mitarbeiter in die private Projektgesellschaft übergeleitet werden.
Dies kann zu Protest und Kündigungen führen.[450] Die projektbezogenen Kriterien
der PPP-Fähigkeit sind erfüllt, wenn die unter Kap. 3.5. genannten Erfolgsfaktoren umgesetzt werden können.[451]

6.2.7 Exkurs Wirtschaftlichkeitsuntersuchung

Der PPP-Eignungstest ist Teil der **Wirtschaftlichkeitsuntersuchung** eines PPP-
Projektes. Damit wird in regelmäßigen Abständen überprüft, ob die Realisie-
rungsalternative noch dem Grundsatz der Wirtschaftlichkeit und Sparsamkeit
entspricht, die PPP-Variante weiter verfolgt oder der PPP-Prozess abgebrochen
werden soll. Die Durchführung der Wirtschaftlichkeitsuntersuchung bietet sich in
drei Etappen an:[452]

(1) Der **PPP-Eignungstest** überprüft in Phase I die grundsätzliche Eignung eines
    Vorhabens für die PPP-Umsetzung.

(2) Der **Beschaffungsvariantenvergleich** (vgl. Kap. 6.3.6) untersucht in Phase II
    bereits vor der Vergabephase, ob eine PPP-Umsetzung aus wirtschaftlichen
    Gründen vorteilhaft ist.

(3) Der **PPP-Wirtschaftlichkeitsnachweis** (vgl. Kap. 6.4.6) beweist in Phase IV,
    dass die PPP-Umsetzung auch nach Ende des Vergabeverfahrens wirtschaft-
    lich vorteilhaft ist.

---

[450] Vgl. Storz, M.A., Frank, M. (2004), S. 11 und 15-17.
[451] Vgl. Bolz, U. (Hrsg.) (2005), S. 130.
[452] Vgl. Meyer-Hofmann, B. u. a. (Hrsg.) (2005), S. 268-269, und Bauhaus-Universität Weimar u. a.
(Hrsg.) (2003d), Arbeitspapier Nr. 1, S. 26.

Ziel der Wirtschaftlichkeitsuntersuchung ist es, herauszufinden, wie eine be-stimmte Aufgabe möglichst kostengünstig erfüllt werden kann, also welches Verhältnis zwischen Input und Output gewählt werden soll. Im Krankenhausbe-reich kann man bspw. als Output „gesunde Personen" und als Input „Patienten" definieren, die mit Hilfe von Personal, medizinischen Prozeduren und Geräten und Arzneimitteln möglichst effizient in den gewünschten Output transformiert werden sollen. Dieser betriebswirtschaftliche Grundsatz kann auch auf den öffent-lichen Sektor angewandt werden.[453]

6.3 Phase II – Vorbereitung und Konzeption

6.3.1 PPP-Projektorganisation

Um eine PPP erfolgreich durchführen zu können, muss der öffentliche Auftragge-ber als Initiator der Kooperation gewisse Vorbereitungen treffen. Hierzu gehören die Analyse der projektrelevanten Rahmenbedingungen und die Kommunikation des geplanten Projektes an die verschiedenen Stakeholder (vgl. Kap. 2.3.1.). Dabei muss sowohl innengerichtet (öffentliche Verwaltung), als auch außenge-richtet (Bevölkerung) über die geplante PPP informiert werden, um Akzeptanz bei den verschiedenen Interessensgruppen zu schaffen und mögliche Widerstände zu überwinden.[454] Deutsche Krankenhäuser informieren ihr Umfeld auf unterschied-liche Weise über eine geplante PPP: Am Universitätsklinikum Schleswig-Holstein wurde eine Pressekonferenz abgehalten.[455] Das Klinikum Berlin Mitte berichtete über das Projekt in der Mitarbeiterzeitung „Leuchtfeuer".[456] Über viele Projekte wird in der Fach- und Tagespresse berichtet.[457]

6.3.1.1 Bildung des Projektteams

Spätestens in Phase II ist auf öffentlicher Seite ein PPP-Projektteam aufzustel-len.[458] Den Teammitgliedern sind Aufgaben- und Verantwortungsbereiche zuzu-weisen. Zudem müssen Regelungen über den Entscheidungsfindungsprozess

---

[453] Vgl. Hüsken, Ch. B., Mann, S. (2005), S. 145-146.

[454] Vgl. Hausmann, F. L. u. a. (Hrsg.) (2005), S. 21, und Moß, O. u. a. S. 78.

[455] Gemäß Interview mit Aldenhoff-Zöllner, A. am 11.07.2006.

[456] Vgl. Gesundheit Nord – Klinikverbund Bremen (Hrsg.) (2005), S. 10.

[457] Vgl. z.B. Schlingensiepen, I. (2006), S. 28, und Meier, A., Wendel, V. (2006).

[458] Vgl. Bolz, U. (Hrsg.) (2005), S. 43.

innerhalb der Gruppe, die Hierarchie für Berichtspflichten und die zu nutzenden Kommunikationswege getroffen werden. Abbildung 24 zeigt beispielhaft die Projektorganisation für ein PPP-Krankenhausprojekt auf kommunaler Ebene.

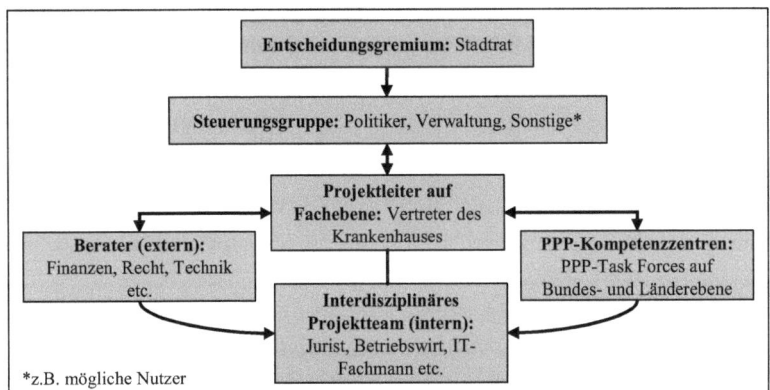

Abbildung 24:   Beispiel einer PPP-Projektorganisation[459]

Im gezeigten Beispiel ist der Stadtrat die höchste Entscheidungsinstanz. Darunter gibt die Steuerungsgruppe die strategische Orientierung vor und überwacht das nachfolgende Projektteam. Die Projektleitung auf Fachebene ist zuständig für die inhaltliche und organisatorische Führung des Projektteams und der Berater. Die PPP-Task Force unterstützt das Projektmanagement mit PPP-spezifischem Wissen (z.B. aus der Evaluation von Pilotprojekten). Ein PPP-Projektteam muss Expertenwissen in verschiedenen Bereichen wie Finanzierung, Recht oder Technik entweder aus dem Verwaltungsbereich selbst rekrutieren oder bei Bedarf Beratungsleistungen von extern zukaufen.[460] Es ist wichtig, dass diese externen Berater dem PPP-Verfahren neutral gegenüberstehen und nicht im späteren Projektverlauf als Bieter auftreten. Zur Vermeidung dieser so genannten Projektantenproblematik sollten von öffentlicher Seite derart befangene Unternehmen von der Projektorganisation ausgeschlossen werden und von allen beratenden Unternehmen Unvoreingenommenheitserklärungen eingefordert werden.[461]

---

[459] Eigene Darstellung in Anlehnung an Bauhaus-Universität Weimar u. a. (Hrsg.) (2003a), S. 25.

[460] Für die Beschaffung dieser Beratungsleistungen kann eine Ausschreibung nach VOL/A oder VOF erforderlich sein. Beratung in Rechtsfragen unterliegt nicht der Ausschreibungspflicht.

[461] Vgl. Bauhaus-Universität Weimar u. a. (Hrsg.) (2003a), S. 25-26.

6.3.1.2 Projektplan

Im Rahmen der Projektorganisation ist möglichst früh ein Projektplan zu erstellen. Darin werden die Projektinhalte als konkrete Aufgaben für die Beteiligten festgelegt und - wenn sinnvoll - in Projekteinheiten zusammengefasst. Der zeitliche Anfall der Aufgaben wird in Wochenplänen festgeschrieben und so der Projektverlauf dokumentiert, kontrolliert und gesteuert. Dadurch ist ein Soll-Ist-Vergleich zwischen geplantem und tatsächlichem Projektverlauf möglich und es lassen sich ggf. Gegensteuerungsmaßnahmen entwickeln. Eine detaillierte zeitliche Ablaufplanung ist auch für die privaten Bieter wichtig, damit sie die zur Angebotserstellung nötigen Ressourcen rechtzeitig bereitstellen und somit auch ihre Angebotskosten abschätzen können.[462]

6.3.2 Outputspezifikation – funktionale Leistungsbeschreibung

Mit der Vorbereitung und Konzeption einer PPP muss die gewünschte Leistung festgelegt und beschrieben werden. Dies erfolgt anhand des in Phase I festgestellten Bedarfs und der daraus abgeleiteten Projektziele. Dabei sind die vom Auftraggeber gestellten Leistungsanforderungen zu berücksichtigen. Die in diesem frühen Stadium erstellte Leistungsbeschreibung hat vorläufigen Charakter. Sie wird vor Beginn des Ausschreibungsverfahrens verfeinert und dann den Vergabeunterlagen beigefügt. Hierzu kann entweder die traditionelle inputorientierte Leistungsbeschreibung oder aber die - wegen der Komplexität einer PPP besser geeignete – outputorientierte Leistungsbeschreibung gewählt werden (vgl. Kap. 3.5.1).[463] Abbildung 25 zeigt, wie identische Anforderungen für Krankenhaus-PPPs nach beiden Ansätzen formuliert werden könnten.

---

[462] Vgl. Hausmann, F. L. u. a. (Hrsg.) (2005), S. 24.
[463] Vgl. Hausmann, F. L. u. a. (Hrsg.) (2005), S. 25.

Outputorientierte Beschreibung	Inputorientierte Beschreibung
Das Krankenhausgebäude muss für Rollstuhlfahrer barrierefrei zugänglich sein.	Alle Krankenhauseingänge sind mit einer zwei Meter breiten, rollstuhlgerechten Rampe mit Handlauf zu versehen.
Das Krankenhaus muss in einem sauberen Zustand gehalten werden. Bei den Krankenzimmern ist auf Hygiene und ein positives Erscheinungsbild zu achten.	Alle Krankenzimmer sind morgens und abends feucht zu reinigen. Mindestens einmal täglich hat eine Reinigung der sanitären Anlagen und Möbeloberflächen zur erfolgen.
Die radiologische Abteilung muss in der Lage sein, 220 Patienten pro Tag zu röntgen und an 30 Patienten pro Tag eine computertomografische Untersuchung durchzuführen. Zusätzlich ist eine Notfallkapazität von 50% pro Tag vorzuhalten.	Es sind drei Röntgengeräte von Siemens und ein Computertomograf, Typ Somatom+4 zu beschaffen.

Abbildung 25: Vergleich von input- und outputorientierter Leistungsbeschreibung für identische Sachverhalte im Krankenhaus[464]

Ziel der Leistungsbeschreibung ist es, dass sich beide Projektpartner von Beginn der Zusammenarbeit an darüber einig sind, welche Leistungen in welcher Qualität erbracht werden sollen. Damit dieses Ziel erreicht werden kann, muss die Outputspezifikation folgende Anforderungen erfüllen:[465]

- Das Vorhaben muss so exakt geplant sein, dass den privaten Interessenten eine genaue Leistungsbeschreibung überreicht werden kann. Neben quantitativen sind auch qualitative Kriterien (z.B. Gestaltungsanforderungen an den Krankenhausbau) aufzunehmen, damit der Bieter eine ganzheitliche Optimierung für das gesamte Projekt und die gesamte Laufzeit planen kann.

- Die Projektrisiken müssen gerecht verteilt und die Verteilung dokumentiert werden. So können die privaten Interessenten die eigene Leistung genau berechnen, eine bestmögliche Finanzierungsstruktur ableiten. Sie müssen dann keine Risikoaufschläge wegen Unsicherheiten verlangen.

- Die Leistungsbeschreibung muss eindeutig genug formuliert sein, damit die eingehenden Angebote objektiv und schnell untereinander vergleichbar sind.

---

[464] Eigene Darstellung in Anlehnung an Schlicht, W. (2003), S. 6. Angaben zur Ausstattung der radiologischen Abteilung gemäß Interview mit Gmeinwieser, J. am 12.10.2006.

[465] Vgl. Meyer-Hofmann, B. u. a. (Hrsg.) (2005), S. 115.

In der Umsetzungsphase müssen die beschriebenen Leistungen und Resultate eindeutig überprüfbar sein.

6.3.3 Weiterentwicklung der möglichen Realisierungskonzepte

Wenn eine erste Leistungsbeschreibung erstellt ist, wird anhand dieser das in Phase I gefundene Spektrum an Realisierungsalternativen weiter entwickelt und präzisiert. Ziel hierbei ist es, aufgrund aller zu diesem Zeitpunkt vorhandenen Kenntnisse, die Alternative zu finden, die dem Anschein nach die geforderten Leistungen mit höchster Effektivität und Effizienz erbringt (bevorzugte Beschaffungsvariante, Preferred Option). Dabei müssen insbesondere das Effizienzsteigerungs- und das Kostensenkungspotenzial untersucht werden, die sich aus Privatsektoreinbindung und Lebenszyklusorientierung ergeben. Dieses Kapitel beschreibt die Elemente dieser Weiterentwicklung.[466]

6.3.3.1 Marktansprache

In Deutschland gibt es derzeit noch wenig Erfahrung mit PPP-Projekten – besonders im Krankenhausbereich.[467] Daher besteht die Gefahr, dass sich wenige große, kompetente Bieter die Projekte teilen. Wenn das Projektteam nicht genau weiß, ob der Bietermarkt an dem Projekt interessiert ist, besteht die Möglichkeit, ein Markterkundungsverfahren einzuleiten. Diese frühzeitige Kommunikation mit kompetenten privaten Unternehmen zeigt, welche Leistungen vom Markt überhaupt gefordert werden können und welche Anforderungen die Bieterseite an das Verfahren stellt. So kann die Qualität der später im Vergabeverfahren eingereichten Gebote verbessert werden. Trotz ihres informellen Charakters muss die Marktansprache so durchgeführt werden, dass es im Vergabeverfahren nicht zu Verfahrensrügen kommt. Dazu muss auf Transparenz, Offenheit und Gleichbehandlung der privaten Unternehmen geachtet werden. Dies erreicht man bspw. dadurch, dass jeglicher Informationsaustausch dokumentiert und auch anderen Interessenten zugänglich gemacht wird.[468] Zeigt die Markterkundung, dass auf dem Bietermarkt ausreichend Interesse und Kompetenz zur Projektdurchführung besteht, kann man davon ausgehen, dass im späteren Vergabeverfahren ausreichend Bie-

---

[466] Vgl. Hausmann, F. L. u. a. (Hrsg.) (2005), S. 27.

[467] Vgl. Ditfurth, J. von (2005), S. 19.

[468] Vgl. Hausmann, F. L. u. a. (Hrsg.) (2005), S. 511-512.

terwettbewerb und somit die Chance auf wettbewerbsnahe Preise besteht (vgl. Kap. 3.5.5).

6.3.3.2 Vorauswahl vertraglicher Grundstrukturen

In der Vorbereitungs- und Konzeptionsphase wird sowohl eine PPP-Beschaffungsvariante als auch eine konventionelle Beschaffungsvariante entwickelt, die einander dann im Beschaffungsvariantenvergleich (vgl. Kap. 6.3.6) gegenüber gestellt werden. Bevor man sich in der Ausschreibungsphase für eine Vertragskonstruktion entscheidet (vgl. Kap. 6.4.4), ist zunächst eine Vorauswahl an möglichen Modellen zu treffen. So könnten einige Modelle bereits in der Konzeptionsphase als ungeeignet eingestuft und vom weiteren Verfahren ausgeschlossen werden. Folgende Fragen sind bei der Auswahl des passenden Projektvertrages zu beantworten:[469]

- Soll die öffentliche Hand während der gesamten Vertragslaufzeit (Inhabermodell, Contractingmodell), am Ende der Nutzungsphase (Erwerbermodell) oder optional am Ende der Vertragslaufzeit (Leasingmodell, Vermietungsmodell) Eigentümerin der Immobilie sein?

- Ist es möglich, das Objekt durch die späteren Nutzer refinanzieren zu lassen (Konzessionsmodell)?

- Welche Verwendungsmöglichkeiten bestehen für das Objekt nach Vertragsende? Kann es sicher oder mit großer Wahrscheinlichkeit anderweitig genutzt werden? Ist eine anderweitige Nutzung ungewiss (Leasingmodell, Vermietungsmodell) oder sogar ausgeschlossen?

- Wünscht der Auftraggeber umfangreiche Mitbestimmungsrechte bei den Entscheidungen der privaten Seite und möchte sich daher an einer PPP-Projektgesellschaft beteiligen (Gesellschaftsmodell)?

Stellt man diese Fragen für den Krankenhausbereich, erhält man folgendes Ergebnis: Wenn die PPP unter Einbezug von KHG-Fördermitteln erfolgen soll - was zumindest geprüft werden sollte - muss das zu fördernde Objekt während der ge-

---

469 Vgl. Hausmann, F. L. u. a. (Hrsg.) (2005), S. 28-29.

samten Projektlaufzeit Eigentum des Krankenhausträgers sein (vgl. Kap. 5.3.2), da Fördermittel nur an den öffentlichen Träger fließen dürfen.[470] Daher ist nach aktueller Gesetzeslage das Inhabermodell für Krankenhaus-PPPs am besten geeignet.[471] Die Verantwortlichen des PPP-Projekts am Universitätsklinikum Köln favorisieren daher eine Inhabermodellvariante.[472] Möglicherweise kann auch das PPP-Erwerbermodell unter Einbezug eines Erbbaurechts und einer Heimfallklausel and die öffentliche Hand passend gestaltet werden.[473] Neben dem Erhalt der Förderfähigkeit hat der Eigentumsverbleib bei der öffentlichen Hand steuerliche Vorteile und wird von den politischen Gremien eher akzeptiert.[474] Am Klinikum Bremerhaven scheiterte eine PPP am Widerstand der Stadt, wobei der Eigentumsübertrag ein maßgebliches Kriterium war.[475] Wird ein Krankenhausprojekt ohne Fördermittel d.h. frei finanziert, erhöht sich der Gestaltungsspielraum bei der Auswahl eines Vertragsmodells. Dann müssen lediglich die Vorgaben der Krankenhausplanung beachtet werden.[476] So wird das WPE ohne Fördermittel als modifiziertes Mietmodell realisiert.[477] Die Möglichkeit der Drittnutzerfinanzierung ist zumindest für den klassischen Krankenhausbetrieb ausgeschlossen. Jedoch denkt man bei dem in Köln geplanten PPP-Projekt über eine Konzessionsvariante nach. Darin sollen möglicherweise Geräte oder Räume, die von Medizintechnikunternehmen oder von Chefärzten für die Privatliquidation genutzt werden, durch diese Dritten refinanziert werden.[478] Ob eine Krankenhausimmobilie so gestaltet werden kann, dass sie nach Ende der PPP-Vertragslaufzeit anderweitig (z.B. als Hotel oder Rehabilitationseinrichtung) weiter genutzt werden kann und hierfür Nachfrage auf dem Markt besteht, ist im Einzelfall zu beurteilen - jedoch eher unwahrscheinlich.[479] Ebenfalls abzuwägen ist eine öffentliche Beteiligung an der privaten PPP-Projektgesellschaft. Eine solche Beteiligung wird in einer bereits er-

---

[470] Gemäß Interview mit Buscher, F. am 19.09.2006.
[471] Vgl. Alfen, H. u. a. (2005), S. 1086, und gemäß Interview mit PPP-Task Force NRW am 11.07.2006.
[472] Gemäß Interview mit Burger, Th. am 15.08.2006.
[473] Vgl. Wissenschaftsrat (Hrsg.) (2006), S. 65.
[474] Vgl. Alfen, H. u. a. (2005), S. 1086.
[475] Gemäß Interview mit Richter, H. am 07.07.2006.
[476] Gemäß Interview mit Buscher, F. am 19.09.2006.
[477] Gemäß Interview mit Bedenbecker, M. 06.09.2006
[478] Gemäß Interview mit Burger, Th. am 26.09.2006.
[479] Vgl. Bauhaus-Universität Weimar u. a. (Hrsg.) (2003e), Arbeitspapier Nr. 1, S. 66.

wähnten Umfrage (Kap. 5.2.) jedoch nur von 12 % der Beteiligten als sinnvoll erachtet.[480]

6.3.3.3 Anwendbarkeit des Vergaberechts

Unter Vergaberecht sind sämtliche Regeln und Vorschriften zu verstehen, die dem Staat, den Gebietskörperschaften und den Eigenbetrieben bestimmte Vorgehensweise beim Einkauf von Gütern und Leistungen vorschreiben. Unter Einkauf ist jede Inanspruchnahme einer Leistung am Markt gegen Entgelt zu verstehen. Das deutsche Vergaberecht ist traditionell spezieller Teil des Haushaltsrechts, welches das Ziel hat, die ökonomische Verwendung der Haushaltsmittel zu sichern[481].

Ob ein PPP-Projekt dem Vergaberecht unterliegt und ob es europaweit ausgeschrieben werden muss, richtet sich primär danach, ob es sich um einen öffentlichen Auftraggeber handelt und ob ein öffentlicher Auftrag vorliegt (§§ 98 bis 99 GWB). Bei der Durchführung von PPP-Projekten im Krankenhausbereich durch Häuser in kommunaler Trägerschaft ist in aller Regel von der Anwendbarkeit des Vergaberechts auszugehen, da es sich in der Regel um öffentliche Auftraggeber handeln wird (§ 98 Nr. 2 GWB). Die Schwellenwerte, ab deren Erreichen das so genannte Kartellvergaberecht Anwendung findet sowie ergänzende europarechtliche Vorschriften wurden jüngst erhöht. Sie betragen auf Grund der dritten Verordnung zur Änderung der Vergabeverordnung vom 23. Oktober 2006 für Liefer- und Dienstleistungsaufträge € 211.000 sowie für Bauaufträge € 5.278.000 (§ 2 VgV).

Oberhalb dieser Schwellenwerte ist die sogenannte vergaberechtliche Kaskade anwendbar, d. h. neben den Bestimmungen des GWB sind die Vorschriften der Vergabeverordnung sowie der einzelnen Verdingungsordnungen (VOB. VOL, VOF) anwendbar, welche bereits im Laufe des Jahres 2006 an die neuen europarechtlichen Vorgaben angepasst worden waren.

Während für die Vergabe von Bauaufträgen einschließlich Baukonzessionen die VOB/A Anwendung findet, sind dies für Liefer- und Dienstleistungen die VOL/A

---

[480] Vgl. FINANCE-Research u. a. (Hrsg.) (2005), S. 17.
[481] Jasper / Mark Einführung S. XII Vergaberecht Becktexte im DTV 10. Auflage 2007

und für freiberufliche Leistungen die VOF. PPP-Projekte im Krankenhausbereich können sowohl Bauleistungen (z. B. zur Errichtung eines Krankenhausneubaus) umfassen, also auch Dienstleistungen und Lieferleistungen (z. B. Gebäudebewirtschaftung und Bereitstellung von Medizintechnik). Mischaufträge sind nach ihrem Auftragsschwerpunkt zu vergeben (§ 99 Abs. 6 GWB).

6.3.3.4 Steuerliche Aspekte

Die Entscheidung zwischen der traditionellen Art und Weise der Aufgabenerledigung und der Öffentlich Privaten Partnerschaft wird auch im Krankenhausbereich maßgeblich durch steuerliche Aspekte bestimmt.

Wie sich das Steuerrecht zu PPP-Projekten verhält, kann nicht pauschal beantwortet werden. Je nach der konkreten Ausgestaltung des Vorhabens ergeben sich ganz unterschiedliche steuerliche Folgen, die jeweils gesondert analysiert und bewertet werden müssen. Da das Phänomen Öffentlich Private Partnerschaft noch vergleichsweise neu ist, besteht gegenwärtig gerade unter steuerlichen Aspekten noch erheblicher Klärungsbedarf. Durch das ÖPP-Beschleunigungsgesetz[482] wurden im Bereich der Grund- und die Grunderwerbsteuer besondere Vorschriften für PPP-Projekte eingeführt[483]. Insbesondere für die Umsatzsteuer besteht aber weiterhin Regelungsbedarf[484].

Im Folgenden werden die wesentlichen steuerlichen Auswirkungen der traditionellen Aufgabenerfüllung durch die öffentliche Hand und der Einschaltung eines Privaten Partners in Grundzügen dargestellt. Es geht im Einzelnen um die Ertragsteuern, die Grund- und Grunderwerbsteuer und um die Umsatzsteuer.

---

[482] Gesetz zur Beschleunigung der Umsetzung von Öffentlich Privaten Partnerschaften und zur Verbesserung gesetzlicher Rahmenbedingungen für Öffentlich Private Partnerschaften v. 1.9.2005, BGBl. I 2005, 2676 ff.

[483] § 3 Abs. 1 S. 3 GrStG; § 4 Nr. 9 GrEStG.

[484] Vgl. z.B. Schenke, R.P., Gebhardt, G., UR 2007, S. 6 m. w. N.

- **Ertragsteuer**

Unter ertragsteuerlichen Gesichtspunkten bestehen im Prinzip keine Unterschiede zwischen dem Betrieb eines Krankenhauses durch den Privaten Partner und die öffentliche Hand. Allerdings wird ein Krankenhaus in öffentlicher Trägerschaft regelmäßig gemeinnützig und damit weitgehend von der Belastung mit Körperschaftsteuer befreit sein, während eine PPP-Projektgesellschaft im steuerlichen Sinne regelmäßig nicht gemeinnützig sein wird.

Zur Körperschaftsteuer gilt folgendes: Der Gewinn, den eine private PPP-Projektgesellschaft mit dem Betrieb eines Krankenhauses erzielt, unterliegt grundsätzlich der Körperschaftsteuer. Er ist auf Ebene der Projektgesellschaft zu versteuern, wenn es sich bei ihr um eine Kapitalgesellschaft handelt; ist die Projektgesellschaft als Personengesellschaft organisiert, wird der Gewinn auf Ebene der einzelnen Gesellschafter körperschaftsteuerlich erfasst[485].

Betreibt hingegen der Hoheitsträger das betreffende Krankenhaus selbst, entsteht dadurch regelmäßig ein Betrieb gewerblicher Art im Sinne des § 4 KStG. Mit Gewinnen aus diesem Betrieb gewerblicher Art unterliegt die öffentliche Hand nach § 1 Abs. 1 Nr. 6 KStG grundsätzlich der Körperschaftsteuerpflicht.

Allerdings sind Krankenhausbetriebe der öffentlichen Hand häufig steuerlich gemeinnützig, so dass erzielte Gewinne nach § 5 Abs. 1 Nr. 9 KStG weitgehend von der Körperschaftsteuer befreit sind. PPP-Projektgesellschaften sind demgegenüber im Regelfall nicht steuerlich gemeinnützig. Sofern sie als Personengesellschaften organisiert sind, können sie schon auf Grund ihrer Rechtsform nicht gemeinnützig sein, § 51 AO. Handelt es sich um Kapitalgesellschaften, scheitert die Gemeinnützigkeit am sog. Selbstlosigkeitsgebot, das u.a. Gewinnausschüttungen an Gesellschafter verbietet, § 55 Abs. 1 Nr. 1 S. 2 AO.

Bei der Gewerbesteuer ist zu beachten, dass ein etwaiger Gewinn von Krankenhäusern in der Mehrzahl der Fälle von der Gewerbesteuer befreit ist. Für Gemeinnützige folgt das aus § 3 Nr. 6 GewStG, für Krankenhäuser, die von einer juristi-

---

[485] Es dürfte unwahrscheinlich sein, dass sich eine natürliche Person direkt an einer Projektgesellschaft beteiligt, die eine Personengesellschaft ist. Eine natürliche Person würde nicht der Körperschaftsteuer, sondern der Einkommensteuer unterliegen.

schen Person des öffentlichen Rechts betrieben werden, aus § 3 Nr. 20 a)
GewStG; die von Privaten für die öffentliche Hand betriebenen Krankenhäuser
werden mehrheitlich nach § 3 Nr. 20 b) GewStG von der Gewerbsteuer befreit
sein.

- **Grundsteuer und Grunderwerbsteuer**

Die Grundsteuerbelastung entfällt für Grundstücke des Privaten Partners, wenn er
selbst auf ihnen ein Krankenhaus betreibt und damit steuerbegünstigte Zwecke
i.S.d. §§ 51 ff. AO verfolgt. Das regelt § 3 Abs. 1 Nr. 3b) GrStG[486]. Werden diese
Grundstücke von der öffentlichen Hand im Rahmen eines PPP-Projektes für den
Betrieb von Krankenhäusern genutzt und ist die Übertragung dieser Grundstücke
auf die öffentliche Hand zum Ende des PPP-Zeitraums vorgesehen, greift die
Grundsteuerbefreiung nach § 3 Abs. 1 S. 3 GrStG ein.

Wenn die öffentliche Hand Eigentümerin von Grundbesitz ist, auf dem sie ein
Krankenhaus betreibt, ist sie insofern von der Grundsteuer nach § 3 Abs. 1 Nr. 1
bzw. Nr. 3a) GrStG befreit.

Die Übertragung von Grundstückseigentum an den privaten Partner und die Rück-
übertragung an die öffentliche Hand ist ebenso wie die Bestellung eines Erbbaurechts für den privaten Partner von der Grunderwerbsteuer befreit, wenn auf dem
Grundstück ein Krankenhaus betrieben wird, § 4 Nr. 9 GrEStG.

- **Umsatzsteuer**

Die Krankenhausleistungen wie Diagnose, Behandlung etc., die gegenüber den
Patienten erbracht werden, sind nach § 4 Nr. 16 a) bzw. b) UStG regelmäßig
umsatzsteuerbefreit, unabhängig davon, ob ein Privater oder die öffentliche Hand
das Krankenhaus betreibt. Für Eingangsleistungen, die mit diesen Krankenhausleistungen in unmittelbarem Zusammenhang stehen, ist kein Vorsteuerabzug
möglich, § 15 Abs. 2 Nr. 1 UStG.

---

[486] Allgemein zur Besteuerung von Öffentlich Privaten Partnerschaften mit Grundsteuer und Grunderwerbsteuer vgl. Claudy/Ohde in: Weber/Schäfer/Hausmann, Praxishandbuch Public Private
Partnership, München 2006, S. 333 ff.

Häufig sind PPP-Projekte im Ergebnis mit einer höheren Umsatzsteuerbelastung verbunden als die Aufgabenerfüllung durch die öffentliche Hand selbst, weil der Zuschuss, den die öffentliche Hand der privaten Projektgesellschaft für ihr Tätigsein typischerweise gewährt, regelmäßig mit Umsatzsteuer belastet ist. Da die öffentliche Hand häufig keinen entsprechenden Vorsteuerabzug vornehmen kann[487], können die Projektkosten dadurch für sie ganz erheblich steigen und gar zum Scheitern des Projekts führen.

Die steuerlichen Risiken eines PPP-Projekts lassen sich in der Praxis häufig durch eine verbindliche Auskunft nach § 89 Abs. 2 AO minimieren. Die Finanzverwaltung erteilt sie gebührenpflichtig auf Ersuchen des Steuerpflichtigen, das vor der Realisierung des Projektes zu stellen ist.

6.3.3.5 Genehmigungserfordernisse

In der Planungsphase einer PPP-Transaktion ist es erforderlich, öffentliche Stellen frühzeitig in das Projekt einzubeziehen. Dies gilt insbesondere, soweit Genehmigungen erteilt werden müssen oder fördermittelrechtliche Unbedenklichkeitsbescheinigungen erteilt werden sollen.

Rechtsaufsichtsbehörden müssen regelmäßig die Durchführung von PPP-Maßnahmen genehmigen[488], weil es sich um kreditähnliche Rechtsgeschäfte handelt und/oder weil die PPP-Verträge Gewährcharakter haben (insbesondere im Falle der Forfaitierung). Unbedenklichkeitsbescheinigungen sind erforderlich, soweit Fördermittel in ein PPP-Projekt einbezogen werden sollen, da Voraussetzung für die Fördermittelgewährung üblicherweise die detaillierte Kostenaufstellung für das geplante Vorhaben Grundlage einer konventionellen Ausführungsplanung ist.

Die rechtzeitige Einbeziehung dieser Stellen macht es gegebenenfalls möglich, die Transaktionen erforderlichenfalls rechtzeitig so umzustrukturieren, dass entsprechenden öffentlich-rechtlichen Anforderungen entsprochen wird. So ist es beispielsweise möglich, PPP-Transaktionen auf Grundlage so genannter Nutzungsüberlassungsmodelle durchzuführen, im Rahmen derer der Private

---

[487] Zur Begründung vgl. Weinand-Härer/Sauerhering in: Littwin/Schöne, Public Private Parnership im öffentlichen Hochbau, Stuttgart, 2006, S. 158.

[488] Ohne ein solche Genehmigung droht abgeschlossenen Verträgen die Unwirksamkeit bzw. Nichtigkeit

Partner nicht Eigentümer des jeweiligen Investitionsvorhabens wird, wenn die Fördermittelstelle als zwingende Voraussetzung für die Gewährung von Fördermitteln den Erhalt des Eigentums der öffentlichen Stelle an dem geförderten Gegenstand betrachtet.

Des Weiteren kann im Rahmen solcher Vorabstimmungen geregelt werden, welche Nachweise zum späteren Zeitpunkt im Rahmen des Genehmigungsverfahrens geliefert werden sollen. Von besonderer Bedeutung ist dies für die Wirtschaftlichkeitsberechnung, welche - ungeachtet der Tatsache, dass hierfür eine Reihe von Leitfäden erarbeitet wurden - in unterschiedlichen Ausprägungen geführt werden kann.

6.3.4 Public Sector Comparator

PPP ist nicht unbedingt die einzige und wirtschaftlichste Lösung für eine öffentliche Aufgabe.[489] Deshalb muss bei der Planung einer PPP eine realistische Variante der öffentlichen Eigenerstellung (Public Sector Comparator (PSC)) entwickelt werden und der PPP-Variante in einem Beschaffungsvariantenvergleich (vgl. Kap. 6.3.6) gegenübergestellt werden. Der PSC unterstützt die Steuerung und Ausarbeitung des PPP-Prozesses, dient als Vergleichsmaßstab für Einigungsgespräche mit privaten Bietern und als realistische Alternative zur PPP-Realisierung.[490] Die Erstellung eines PSC wird auch in Großbritannien und Frankreich bei der Planung einer Krankenhaus-PPP empfohlen.[491] Nur wenn der Beschaffungsvariantenvergleich PPP für wirtschaftlich vorteilhafter erachtet, kann diese Variante als wirtschaftlich und sparsam weiter verfolgt werden. Auch der PSC sollte für den ganzen Objektlebenszyklus kalkuliert werden und Optimierungsmöglichkeiten, die die öffentliche Hand selbst wahrnehmen könnte, einbeziehen.[492] Im Krankenhausbereich würde man hierbei bspw. die Kosten eines konventionell ausgeschriebenen Neubaus, den der öffentliche Träger nach Fertigstellung selbst betreibt, als Berechnungsgrundlage verwenden. Die Hotelleistungen übernehmen dabei private Anbieter in Form von Outsourcing.

---

[489] Vgl. Hüsken, Ch. B., Mann, S. (2005), S. 148.
[490] Vgl. Bolz, U. (Hrsg) (2005), S. 134.
[491] Vgl. Department of Health (Hrsg.) (2004), S. 6, und Ministère des Solidarités, de la Santé et de la Famille (Hrsg.) (2005), S. 17-21.
[492] Vgl. Horn, K.-U. (2003), S. 12-13.

6.3.4.1 Bestandteile

Es gibt verschiedene Möglichkeiten, einen PSC zu berechnen. In jedem Fall enthält er jedoch Basiskosten und Kosten für Projektrisiken. (vgl. Abb. 27).[493]
Basiskosten sind alle Kosten, die beim öffentlichen Auftraggeber bei einer Eigenrealisierung während des Lebenszyklus entstehen würden. Dazu gehören bspw.
Kosten für Planung und Bau sowie Finanzierungs- und Transaktionskosten. Auch
mögliche Erlöse oder ein Restwert des Objekts finden Berücksichtigung. Die Projektrisiken trennt man nach übertragbaren und zurückbehaltenen Risiken (vgl.
Anhang E). **Zurückbehaltene Risiken** bzw. ihre Kosten bleiben bei der konventionellen und der PPP-Realisierung beim Auftraggeber und können im PSC aus
Transparenzgründen enthalten sein, müssen dann jedoch auch in die Kalkulation
des PPP-Referenzprojekts (vgl. Kap. 6.3.5) einfließen. **Übertragbare Risiken**
können bei einer PPP an den privaten Partner übertragen werden. Ihre Kosten
muss die öffentliche Seite bei der Eigenrealisierung jedoch selbst tragen. Diese
werden daher bei der PSC-Berechnung der Auftraggeberseite zugerechnet.[494]
Auch mögliche steuerliche Verzerrungen durch eine unterschiedliche Vertragsgestaltung (vgl. Kap. 6.3.3.4) müssen bei der Kalkulation der Beschaffungsalternati-
ven angemessen berücksichtigt werden.[495]

6.3.4.2 Berechnung des PSC

Bei der Berechnung des PSC muss möglichst genau kalkuliert werden, wann die
jeweiligen Zu- oder Abflüsse anfallen. Zur besseren Vergleichbarkeit werden dazu die Barwerte von PSC und - der noch zu entwickelnden - PPP-Variante auf
einen einheitlichen Zeitpunkt diskontiert.[496] Abbildung 26 zeigt die zur Diskontierung zu verwendende Barwert- oder Kapitalwertmethode.[497]

6.3.4.3 Darstellung und Veröffentlichung

Das konventionelle Referenzprojekt dient dem öffentlichen Auftraggeber als Ent-
scheidungsgrundlage und sollte daher so gestaltet werden, dass die öffentliche
Hand alle dafür nötigen Informationen zur Verfügung hat. Die Inhalte der PSC-

---

[493] Vgl. Hausmann, F. L. u. a. (Hrsg.) (2005), S. 36-37.

[494] Vgl. Horn, K.-U. (2003), S. 21-23 und 27-28.

[495] Vgl. Hausmann, F. L. u. a. (Hrsg.) (2005), S. 40.

[496] Vgl. Bauhaus-Universität Weimar u. a. (Hrsg.) (2003d), Teilband I, Arbeitspapier Nr. 1, S. 32.

[497] Zur Durchführung der Kapitalwertberechnung Vgl. Kap. 6.4.6.1.

Darstellung sind projektspezifisch unterschiedlich und enthalten neben der Barwertberechnung u.a. eine Beschreibung des Projektinhalts, die Projektziele, die Datengrundlagen und Annahmen für die PSC-Kalkulation sowie eine Beschreibung des Risikomanagement-Prozesses. Da das konventionelle Referenzprojekt hauptsächlich der Information öffentlicher Entscheider dient, muss es nicht unbedingt im Rahmen des Vergabeverfahrens **veröffentlicht** werden. Aus taktischen Gründen kann es jedoch sinnvoll sein, einzelne Inhalte systematisch zur Bieterinformation zu nutzen. Dies kann die Wettbewerbsintensität erhöhen und die Machtposition der öffentlichen Hand bei den Bieterverhandlungen verbessern. Wenn sich der Auftraggeber für eine Veröffentlichung des PSC entscheidet, muss auf die Wahrung des Transparenzgebotes geachtet werden und eine Ungleichbehandlung einzelner privater Bieter vermieden werden.[498]

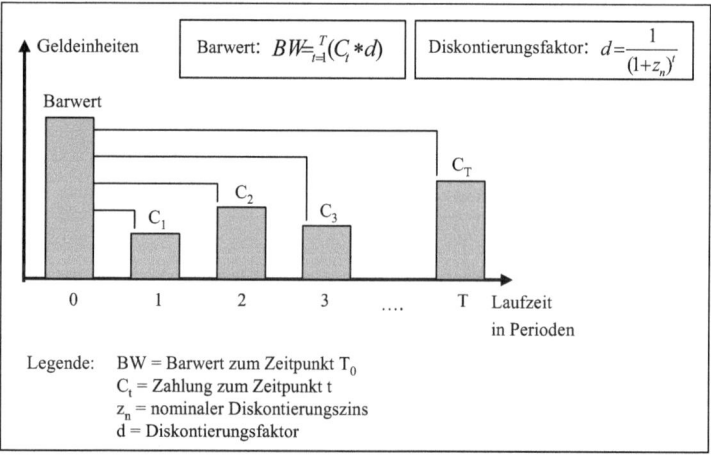

Abbildung 26:   Die Barwertmethode zur Diskontierung von Zahlungsströmen[499]

6.3.5   PPP-Beschaffungsvariante

Die PPP-Beschaffungsvariante ist die „die quantitative Abbildung des bevorzugten PPP-Realisierungskonzeptes, das die öffentliche Hand auf der Grundlage der vorläufigen funktionalen Ausschreibung sowie der konventionellen Beschaffungs-

[498]   Vgl. Hausmann, F. L. u. a. (Hrsg.) (2005), S. 43-44.
[499]   Eigene Darstellung in Anlehnung an Horn, K.-U. (2003), Anhang B.

variante erarbeitet hat"[500]. Dieses **Referenzprojekt** wird vom öffentlichen Auftraggeber als Modellvariante für die Durchführung und Finanzierung als PPP entwickelt. Es bezieht sich auf den gesamten Projektlebenszyklus und die festgelegte
Outputspezifikation. Die PPP-Beschaffungsvariante kann zu diesem Zeitpunkt
jedoch nur als Orientierung dienen. Endgültiges Datenmaterial für einen abschließenden Wirtschaftlichkeitsvergleich erlangt die öffentliche Seite erst, wenn in
Phase III reale PPP-Angebote vorliegen.[501]

Die öffentliche Hand will mit der Entwicklung eines PPP-Referenzobjektes die
möglichen Kosten, Erlöse und Risiken einer PPP-Realisierung abschätzen. Daten-
grundlage für die Berechnung des Referenzprojekts sind die dem PSC zugrunde
liegenden Informationen, die Kenntnisse und Erfahrungswerte des Projektteams,
passende Vergleichsmaßstäbe (z.B. durch die Auswertung ähnlicher Projekte) und
die Resultate eines Markttests. Um zu einer endgültigen PPP-Beschaffungsvariante zu gelangen, werden zunächst mehrere mögliche PPP-Konzepte mit unter-
schiedlicher Leistungs- und Risikoverteilung entwickelt. Ein Wirtschaftlichkeitsvergleich zwischen diesen PPP-Referenzprojekten führt dann zur Entscheidung
für das Konzept, mit dem der Beschaffungsvariantenvergleich durchgeführt wird.
Dieser relativ aufwändige Prozess darf den Rahmen nicht sprengen, d.h. er darf
nicht arbeits- und zeitintensiver sein, als der Wert, der durch ihn gewonnenen Er-
kenntnisse.[502]

6.3.6 Wirtschaftlichkeitsuntersuchung II – Beschaffungs- variantenvergleich

Der Beschaffungsvariantenvergleich stellt den **PSC** dem **PPP-Referenzprojekt**
gegenüber, um herauszufinden, welche Durchführungsalternative wirtschaftlicher
ist.[503] Dieser Vergleich ist auch für PPP im Krankenhausbereich durchzuführen.[504]
Problematisch ist dabei, dass die Kalkulation über die langen Projektlaufzeiten

---

[500] Hausmann, F. L. u. a. (Hrsg.) (2005), S. 525.
[501] Vgl. Horn, K.-U. (2003), S. 13.
[502] Vgl. Bauhaus-Universität Weimar u. a. (Hrsg.) (2003d), Arbeitspapier Nr. 1, S. 22-24.
[503] Vgl. Hausmann, F. L. u. a. (Hrsg.) (2005), S. 526.
[504] Vgl. Wissenschaftsrat (Hrsg.) (2006), S. 59.

einer lebenszyklusorientierten PPP sich üblicherweise nicht mit der legislaturperiodenorientierten Gesundheitspolitik deckt.[505]

6.3.6.1 Methodik der Durchführung

Der Beschaffungsvariantenvergleich ist ein Instrument; das sich praxisnah und flexibel zum Vergleich von Realisierungsalternativen unter **quantitativen und qualitativen Gesichtspunkten** einsetzen lässt. Wie detailliert diese vergleichende Untersuchung gestaltet wird, hängt von Projektgröße, -schwierigkeit und -art sowie dem vorhandenen Datenmaterial ab. Da zu diesem Zeitpunkt noch keine realen PPP-Angebote vorliegen und Parameter teilweise nur näherungsweise geschätzt werden können, beinhaltet das Resultat des Beschaffungsvariantenvergleichs Unsicherheiten.[506]

Die Methodik des PPP-Beschaffungsvariantenvergleichs ähnelt der des PPP-Wirtschaftlichkeitsnachweises (vgl. Kap. 6.4.6). Dabei werden quantitative Faktoren mit Hilfe der **Barwertmethode** als Kapitalwert berechnet und qualitative Aspekte mit der **Nutzwertanalyse** untersucht (vgl. Kap. 6.4.6.1).[507] Beim Wirtschaftlichkeitsnachweis ersetzen konkrete PPP-Angebote das PPP-Referenzangebot (vgl. Abb. 27 und Kap. 6.4.6). Die beim Auftraggeber verbleibenden Risiken werden zur besseren Vergleichbarkeit in beiden Modellen aufgeführt. Die Basiskosten und an den Privaten übertragbaren Risiken des PSC werden im PPP-Referenzprojekt durch die zu zahlenden Nutzungsentgelte an den Auftragnehmer ersetzt. In beiden Fällen fallen für die öffentliche Seite Transaktions- und Verwaltungskosten an. Bei der PPP-Variante sind diese aufgrund des umfassenden Vertragswerkes normalerweise höher als im Falle einer Eigenerstellung.[508]

---

[505] Vgl. Adler, F. u. a. (2006), S. 118.
[506] Vgl. Hausmann, F. L. u. a. (Hrsg.) (2005), S. 526.
[507] Vgl. Hausmann, F. L. u. a. (Hrsg.) (2005), S. 526.
[508] Vgl. Horn, K.-U. (2003), S. 24-26.

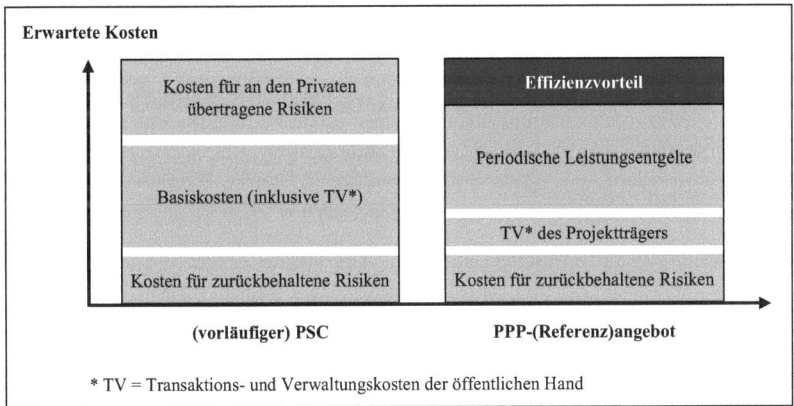

Abbildung 27:   Bestandteile von Beschaffungsvariantenvergleich und Wirtschaftlichkeitsvergleich[509]

6.3.6.2 Ergebnis

Der Beschaffungsvariantenvergleich kann grundsätzlich zu zwei unterschiedlichen Ergebnissen kommen:

(1) Die PPP-Beschaffungsvariante ist wirtschaftlich vorteilhafter.

(2) Die konventionelle Beschaffungsvariante ist wirtschaftlich vorteilhafter

Im **ersten Fall** wird das Projekt als PPP ausgeschrieben. Die im Rahmen der Projektvorbereitung getroffenen Vorarbeiten reduzieren den Aufwand für das folgende Ausschreibungsverfahren. Im **zweiten Fall** gibt es zwei Handlungsalternativen: Der Auftraggeber kann versuchen, das PPP-Realisierungskonzept so zu verändern, dass eine wirtschaftliche Vorteilhaftigkeit des PPP-Konzepts herbeigeführt wird. Ist eine solche Anpassung nicht möglich bzw. gewünscht, kann das Vorhaben konventionell ausgeschrieben werden. Auch dafür können die geleisteten Vorarbeiten des PPP-Prozesses wertvoll sein.[510] Entscheidet man sich für eine konventionelle Durchführung, endet an dieser Stelle der PPP-Prozess.

---

[509] Eigene Darstellung in Anlehnung an Horn, K.-U. (2003), S. 25, und Adler, F. u. a. (2006), S. 116.
[510] Vgl. Hausmann, F. L. u. a. (Hrsg.) (2005), S. 527.

114

6.3.7 Veranschlagung im Haushalt

Der Beschaffungsvariantenvergleich schätzt bereits in der Planungs- und Konzeptionsphase alle wichtigen Zahlungsströme. Diese Näherungswerte sind als Grundlage für die Veranschlagung der voraussichtlichen Belastungen durch das PPP-Projekt im Haushalt geeignet.[511]

Da die Aufstellung des öffentlichen Haushalts weit vorausschauend erfolgt, müssen bereits in der Planungs- und Konzeptionsphase dessen Anforderungen berücksichtigt werden (vgl. Kap. 6.5.1). Wenn es zu dieser Zeit noch nicht möglich ist, eine verlässliche Berechnung über die im Projektverlauf anfallenden Kosten durchzuführen, können Schätzwerte zu Hilfe genommen werden. Auf **kommunaler Ebene** sind die zu leistenden Zahlungen für das kommende Haushaltsjahr in den **Vermögens- bzw. Verwaltungshaushalt** einzutragen. Auf **Bundes- und Landesebene** werden die Ausgaben wegen der fehlenden Aufteilung in einen Vermögens- und einen Verwaltungshaushalt in **Ausgaben zu Konsum- und Investitionszwecken** getrennt. Aus Transparenzgründen sollten zusätzlich die voraussichtlichen Zahlungen für alle weitere Jahre des Projektlebenszyklus in einer Anlage des Haushaltsplans eingetragen werden. Bereits bei der Haushaltsaufstellung ist auch eine etwaige Einbeziehung öffentlicher **Fördermittel** (vgl. Kap. 5.3.2 und 3.7.1.2) zu berücksichtigen, da Fördermittel üblicherweise nur vor Projektbeginn (Vertragschluss) bewilligt werden.[512]

Im Krankenhausbereich werden die Richtlinien zur Investitionsförderung von den Bundesländern festgelegt. Grundsätzlich sind zur Beantragung von Fördermitteln Planungsdokumente nötig, deren Erstellung üblicherweise Teil der PPP-Ausschreibung ist. Daher kann eine KHG-Förderung kaum bereits in der Planungsphase verbindlich zugesagt werden. Wird die eingeplante Förderung im Verlauf des Vergabeverfahrens nicht bewilligt, kann es sein, dass das Verfahren aufgehoben werden muss. Die teilnehmenden Bieter müssen dann für die Aufwendungen, die ihnen bis dahin durch das Verfahren entstanden sind, entschädigt werden.[513] Die Bundesländer bestätigen diese Problematik und sehen ein, dass das aktuelle

---

[511] Vgl. Bauhaus-Universität Weimar u. a. (Hrsg.) (2003d), Arbeitspapier Nr. 1, S. 37-38.
[512] Vgl. Hausmann, F. L. u. a. (Hrsg.) (2005), S. 45-46.
[513] Gemäß Interview mit Knauder, K. am 14.09.2006.

Förderrecht die Suche nach Investoren für PPP im Krankenhausbereich erschwert. Sie raten, sich in jedem Fall frühzeitig mit der Förderbehörde in Verbindung zu setzen um eine möglichst verbindliche Aussage über die zu erwartenden Fördermittel zu erhalten.[514]

6.4 Phase III – Ausschreibung und Vergabe

6.4.1 Ausschreibungspflicht und Wahl der Verfahrensart

Bei PPP-Projekten im Krankenhausbereich ist sowohl im Bau- als auch im Lieferbereich davon auszugehen, dass in aller Regel europaweite Ausschreibungen durchzuführen sind. Die nachfolgenden Ausführungen beziehen sich deshalb ausschließlich auf Vergaben oberhalb der Schwellenwerte von € 5.278.000 für Bauaufträge und € 211.000 für Liefer- und Dienstleistungsaufträge.

Öffentliche Aufträge können gemäß § 101 GWB in folgenden Verfahren vergeben werden:

- Offenes Verfahren
- Nichtoffenes Verfahren
- Verhandlungsverfahren
- Wettbewerblicher Dialog (§ 101 Abs. 1 GWB)

Diese vier Verfahrensarten stehen untereinander in einer Anwendungshierarchie, welche sich aus der EU-Vergabekoordinierungsrichtlinie vom 31. März 2004 (ABl. EU Nr. L 134/114 vom 30.04.2004) ergibt und deutlicher als in § 101 GWB beispielsweise in § 3 a VOB/A wiedergegeben ist. Dies betrifft insbesondere das Verhältnis des Verhandlungsverfahrens zum wettbewerblichen Dialog.

Das Offene Verfahren ist das Regelverfahren (§ 3 a Nr. 2 VOB/A). Das Nichtoffene Verfahren ist nach § 3 a Nr. 3 VOB/A nur zulässig, wenn die gesetzlichen Vorgaben des § 3 Nr. 3 VOB/A erfüllt sind (z. B. unverhältnismäßiger Aufwand einer öffentlichen Ausschreibung für Auftraggeber oder Bewerber). Der wettbewerbliche Dialog ist zulässig, wenn der Auftraggeber objektiv nicht in der Lage

---

[514] Gemäß Interviews mit Ackermann, H. am 28.09.2006, Reimund, P. am 14.09.2006, Bredehorst-Witkowski, A. am 20.09.2006, und Geiser, M. am 22.09.2006.

ist, die technischen Mittel anzugeben, mit denen seine Bedürfnisse und Ziele erfüllt werden können oder die rechtlichen oder finanziellen Bedingungen des Vorhabens anzugeben (§ 3 a Nr. 4 VOB/A), eine Ausgangssituation die bei PPP-Projekten, welche Planung, Bau, Finanzierung und Betrieb integrieren, häufig vorzufinden ist.

Das Verhandlungsverfahren setzt üblicherweise eine öffentliche Vergabebekanntmachung voraus (§ 3 a Nr. 5 VOB/A). Zudem darf das Verfahren nur im Ausnahmefall gewählt werden, wenn die Leistung nach Art und Umfang oder wegen der damit verbundenen Wagnisse nicht eindeutig und so erschöpfend beschrieben werden kann, dass eine einwandfreie Preisermittlung zwecks Vereinbarung einer festen Vergütung möglich ist.

Im Rahmen von PPP-Verfahren wurden auf Grund der komplexen Finanzierungsstruktur, der Langfristigkeit der Verträge und der damit einhergehenden Notwendigkeit gegenseitiger Sicherungsinstrumente in der Vergangenheit überwiegend Verhandlungsverfahren eingesetzt. Immer stärker wird dieses Verfahren ergänzt durch die Verfahrensart des wettbewerblichen Dialogs, welcher als vierte Verfahrensart auf Grund des ersten ÖPP-Beschleunigungsgesetzes vom 1. September 2005 als eigenständiges Verfahren neu in § 101 Abs. 5 GWB eingeführt wurde. Für komplexe Krankenhaus-PPP-Projekte erscheint der wettbewerbliche Dialog als probate Verfahrensart, wie sie auch für das Krankenhausprojekt Bremen gewählt wurde.

6.4.2 Erstellen der Vergabeunterlagen

Wie oben ausgeführt kommen für die Durchführung von Krankenhaus-PPP-Vorhaben insbesondere folgende Verfahrensarten in Betracht:

- Verhandlungsverfahren
- Wettbewerblicher Dialog

Beide Verfahrensarten zeichnen sich dadurch aus, dass zunächst ein EU-weiter Teilnahmewettbewerb durchzuführen ist.

Die Vorbereitung des Vergabeverfahrens erfolgt demnach zwei- bzw. dreistufig. Im Verhandlungsverfahren ist zunächst ein EU-weiter Teilnahmewettbewerb durchzuführen, anschließend erfolgt ein Verhandlungsverfahren, welches üblicherweise durch die Übersendung einer umfassenden Aufforderung zur Abgabe eines Angebots eingeleitet wird. Wie § 3 a Nr. 7 VOB/A klarstellt, kann das Verhandlungsverfahren in unterschiedlichen Phasen abgewickelt werden.

Ebenso beginnt der wettbewerbliche Dialog mit einer vorgeschalteten Eignungsprüfung auf Grund eines EU-weiten Teilnahmewettbewerbs. Das nachfolgende Vergabeverfahren ist jedoch zweigeteilt, entsprechend müssen zwei verschiedene Dokumentarten erstellt werden. Mit der so genannten Aufgabenbeschreibung erfolgt die Einleitung des wettbewerblichen Dialogs. Ziel dieser Aufgabenbeschreibung ist die Weitergabe der relevanten Projektinformationen an die Dialogteilnehmer sowie die Vorstellungen des Auftraggebers zur Lösung der konkreten Aufgabenstellung.

Erst nach Beendigung der Dialogphase erfolgt die Angebotsaufforderung, welche der Angebotsaufforderung gemäß Verhandlungsverfahren entspricht. Anders als häufig bei Verhandlungsverfahren praktiziert, kann jedoch die Angebotsaufforderung im Rahmen des wettbewerblichen Dialogs individuell den Spezifika der unterschiedlichen diskutierten Lösungsansätze Rechnung tragen.[515]

Wesentlicher Inhalt der vorgenannten Dokumente ist die Bekanntgabe der Wertungskriterien an die Verfahrensbeteiligten bzw. Bewerber. Während im Rahmen der EU-weiten Bekanntmachung des Teilnahmewettbewerbs die Mitteilung der Eignungskriterien sowie deren Bewertung obligatorisch ist, muss spätestens mit der Angebotsaufforderung im Rahmen des Verhandlungsverfahren bzw. im Rahmen der Aufgabenbeschreibung bei Eröffnung des wettbewerblichen Dialogs mitgeteilt werden, welche Zuschlagskriterien zur Anwendung kommen und wie diese gewertet werden. In der Praxis ist es üblich geworden, den Bewerbern umfassende Bewertungsmatrizes zu übersenden, wie sich dies aus Abbildung 28 exemplarisch anhand der PPP-Ausschreibung am Klinikum Berlin Mitte ergibt.

---

[515] Vgl. Bühner, A., Oberdörfer, M. (2006).

	Gesamt-gewich-tung	Teilgewichtung	
		wirtschaftliche Leistungs-fähigkeit	finanzielle Leistungs-fähigkeit
Bauleistungen, inkl. Technische Gebäude-ausrüstung	**10,0 %**	5,0 %	5,0 %
Planungsleistungen	**15,0 %**	4,5 %	10,5 %
davon Architektenplanung	5,0%	1,5 %	3,5 %
Planung technischer Gebäudeausrüstung	5,0%	1,5 %	3,5 %
Planung Medizintechnik	5,0%	1,5 %	3,5 %
Lieferung Medizintechnik/ Einrichtungs-gegenstände	**15,0 %**	7,5 %	7,5 %
FM-Dienstleistungen	**40,0 %**	16,0 %	24,0 %
davon Betrieb Gebäude und technische Anlagen	20,0 %	8,0 %	12,0 %
Betrieb Medizintechnik	5,0 %	2,0 %	3,0 %
Betrieb Außenanlagen	5,0 %	2,0 %	3,0 %
Med-IT	10,0 %	4,0 %	6,0 %
Finanzierungsdienstleistungen	**20,0 %**	12,0 %	8,0 %
Summe	**100,0 %**	**45,0 %**	**55,0 %**

Abbildung 28:   Bewertungsmatrix des PPP-Projekts am Klinikum Bremen Mitte[516]

Die Leistungsbeschreibung erfolgt in aller Regel funktional bzw. outputorientiert. Zugleich wird in der Regel versucht, von den Bewerbern bzw. Anbietern einen Pauschalpreis für die Gesamtleistung zu erhalten, d. h. eine Bepreisung sowohl der Funktionen Planung, Bau / Sanierung, Betrieb und Finanzierung. Ungeachtet dessen ist es für die Bewertung der einzelnen Komponenten Planung, Bau / Sanie-rung, Betrieb und Finanzierung notwendig, Einzelpreiskomponenten informato-risch abzufragen und diese zu verplausibilisieren, um bei späteren Leistungsände-rungen im Rahmen der Verhandlungen Preisanpassungen der Bieter nachverfol-gen zu können.

[516]   Vgl. Europäische Union (Hrsg.) (2006).

6.4.3 Konstruktion der Vergütungsmechanismen

Auf Basis der fertig gestellten Leistungsbeschreibung werden anreizorientierte
Vergütungsmechanismen (vgl. Kap. 3.5.4) zur Entlohnung der privaten Leistung
festgelegt. Die Vergütung des Privaten knüpft an Verfügbarkeits- und Qualitäts-
kriterien an, die im Projektvertrag genau festgelegt werden müssen. Unter **Verfügbarkeit** versteht man, dass ein Objekt (z.B. ein Operationssaal) oder eine
Funktion (z.B. das Intranet des Krankenhauses) einsatzbereit ist und die gesetzlichen Anforderungen und Sicherheitsstandards erfüllt. Verfügbarkeit wird in Zeit-
einheiten gemessen. **Qualität** (Performance) wird danach beurteilt, inwieweit die
Leistung des Privaten den Anforderungen der Nutzer (z.B. Patienten oder Mitarbeiter im Krankenhaus) gerecht wird. Hierfür sind jeweils Standards zu definieren. Die Vergütungsmechanismen legen fest, welche Abweichung vom Standard
Auswirkungen auf die Höhe des Entgelts hat.[517] Ist bspw. ein Operationssaal im
Krankenhaus nicht nutzbar, wird das an den Privaten gezahlte Entgelt so lange
vertragsgemäß gekürzt, bis dessen Einsatzbereitschaft wieder hergestellt ist.[518]

6.4.4 Vertragsstrukturen

Aus den möglichen PPP-Vertragsmodellen (vgl. Kap. 3.6.2) wurde bereits eine
projektspezifische Vorauswahl (vgl. Kap. 6.3.3.2) getroffen. Zur Vorbereitung
einer PPP-Ausschreibung gehört eine genauere Ausarbeitung des gewählten Ver-
tragskonzepts. Je nachdem, wie und für welches spezielle Vorhaben der Projektvertrag aufgesetzt wird, kann er Teile von Nutzungsüberlassungs-, Werk-, Dienst-
, Miet- oder Pacht- und Kaufverträgen enthalten. Anstelle eines solchen Gesamt-
vertrages kann auch ein Bündel aus mehreren einzelnen Verträgen geschnürt
werden.[519] Ein typisches Beispiel für die Vertragsbeziehungen innerhalb einer
PPP im Krankenhausbereich zeigt Abbildung 29.

---

[517] Vgl. Hausmann, F. L. u. a. (Hrsg.) (2005), S. 55 und 57.
[518] Vgl. HM Treasury (Hrsg.) (2003), S. 34. Anhang D zeigt das System zur leistungsabhängigen
Vergütung an einem britischen PFI-Krankenhaus.
[519] Vgl. Schäfer, M., Schöne, F.-J. (2005), S. 15-20.

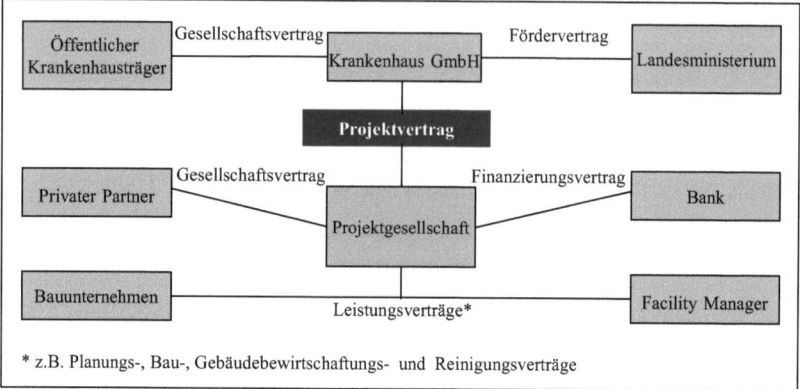

Abbildung 29: Projekt- und Vertragsstruktur einer PPP im Krankenhausbereich[520]

Wie detailliert der Projektvertrag bereits vor der Ausschreibung ausgearbeitet wird, ist individuell zu entscheiden. Wichtig ist, dass die öffentliche Seite alle Vertragselemente vorgibt, von denen sie nicht abrücken will oder kann. Ansonsten gilt auch hier - in eingeschränkter Form - die Idee der Outputspezifikation: Wenn von privater Seite bei den Verhandlungen gute Konzepte zur vertraglichen Gestaltung des Projektinhalts vorgelegt werden oder sinnvolle Änderungsvorschläge gemacht werden, dann sollte der Auftraggeber diese berücksichtigen.[521] Unabhängig von der gewählten Vertragsvariante sollte der Projektvertrag folgenden Inhalt haben:[522]

(1) Den Gegenstand des Vertrages mit einer Beschreibung des Projektes selbst, der geforderten Leistung, der Vertragslaufzeit und Angaben zum verwendeten Baugrund,

(2) eine Regelung darüber, welcher Vertragspartner zu welchem Zeitraum Eigentümer des Projektgegenstandes ist,

(3) eine Beschreibung der Leistungen, die der private Partner erbringen muss,

---

[520] Eigene Darstellung in Anlehnung an Schäfer, M, Schöne, F.-J. (2005), S. 14, und Adler, F. u. a. (2006), S. 117.

[521] Vgl. Vgl. Hausmann, F. L. u. a. (Hrsg.) (2005), S. 55-56.

[522] Vgl. Vgl. Hausmann, F. L. u. a. (Hrsg.) (2005), S. 56, und Schäfer, M., Schöne, F.-J. (2005), S. 16.

(4) eine Regelung über den angewandten Vergütungsmechanismus, sowie dessen Anreiz- und Sanktions- bzw. Bonuszahlungen,

(5) das Vorgehen bei nicht vertragsgemäß erbrachten Leistungen,

(6) die Verteilung der Risiken unter den Vertragspartnern,

(7) Bestimmungen, wie sich der Projektvertrag an veränderte Rahmenbedingungen und Anforderungen anpasst,

(8) Regelungen zur Projekt- und Vertragsumsetzung sowie zu Überwachungs- und Kontrollmechanismen sowie

(9) die Höhe des Anteils, mit dem sich die öffentliche Hand an der privaten Projektgesellschaft beteiligen möchte (wenn relevant).

Der PPP-Projektvertrag ist also ein projektspezifisches Regelwerk, das alle nötigen Bestimmungen zur Umsetzung enthält. Zusätzlich wird häufig ein Gesellschaftsvertrag für die PPP-Projektgesellschaft und ein Konsortialvertrag zur Regelung der Beziehung der Gesellschafter untereinander verfasst. Schließlich muss auch die Finanzierung der Projektgesellschaft durch Dritte festgeschrieben werden. Dabei geht es um Kreditverträge, Sicherheitenverträge und möglicherweise Forfaitierungsverträge zwischen Banken und der Projektgesellschaft. Der Einbezug öffentlicher Fördermittel in die Projektfinanzierung kann weitere vertragliche Regelungen erforderlich machen.[523]

6.4.5 Teilnahmewettbewerb

Da PPP-Projekte in den meisten Fällen die Voraussetzung für das Verhandlungsverfahren oder den wettbewerblichen Dialog erfüllen dürften (vgl. Kap. 6.4.1), wird im Folgenden näher auf diese beiden Alternativen eingegangen.

Das **Verhandlungsverfahren** beginnt mit einem Teilnahmewettbewerb, der europaweit bekannt gemacht werden muss. Ziel des Teilnahmewettbewerbs ist es, diejenigen privaten Interessenten auszuwählen, die berechtigt sein sollen, sich um

---

[523] Vgl. Schäfer, M., Schöne, F.-J. (2005), S. 19-20.

das ausgeschriebene Projekt zu bewerben. Der Wettbewerb besteht aus folgenden Teilschritten:[524]

(1) Bekanntmachung im Supplement zum Amtsblatt der Europäischen Gemeinschaft

(2) Gewährung einer Bewerbungsfrist von 37 Tagen

(3) Auswahl geeigneter Bieter

(4) Information der Bieter, die nicht weiter berücksichtigt werden

Für die Bekanntmachung sind sowohl die zu verwendenden Formulare[525], als auch der Inhalt genau vorgeschrieben.[526] Die Auswahl der teilnahmeberechtigten Bieter erfolgt nach Ablauf der Bewerbungsfrist anhand vorab definierter Kriterien an Fachkunde, Leistungsfähigkeit und Zuverlässigkeit. Solche Kriterien sind bspw. Referenzen, der Umsatz eines Unternehmens sowie Termin- und Kostensicherheit. Die Kriterien sind abhängig davon, welche Leistungen der Bieter im Rahmen des PPP-Projekts übernehmen soll.[527]

Die Interessenten am Ausschreibungsverfahren müssen ihre Eignung für das jeweilige PPP-Projekt nachweisen und ihre Teilnahme schriftlich beantragen. Aus allen geeigneten Bietern sind mindestens drei auszuwählen und aufzufordern, ein Angebot einzureichen.[528] Die vielfältigen Aufgaben, die bei der Umsetzung einer PPP anfallen, können in der Regel nicht von einem einzigen Unternehmen erbracht werden. Daher wird ein Bieter regelmäßig entweder Nachunternehmer für einzelne Leistungsbereiche einschalten oder sich mit mehreren Unternehmen zu einem Bieterkonsortium zusammenschließen.[529]

Beim **wettbewerblichen Dialogs** läuft dieser Präqualifikationsprozess ähnlich ab wie beim Verhandlungsverfahren. Auch hier muss der öffentliche Auftraggeber

---

[524] Vgl. Hausmann, F. L. u. a. (Hrsg.) (2005), S. 64-65.
[525] Die Formulare für das Amtsblatt der Europäischen Union finden sich unter http://simap.eu.int/_old_forms_en/a074f477-c823-b619-b2959dca91cf4a13_de.html [Stand 01.10.2006].
[526] Vgl. Bauhaus-Universität Weimar u. a. (Hrsg.) (2003a), S. 98.
[527] Vgl. Meyer-Hofmann, B. u. a. (Hrsg.) (2005), S. 197-202.
[528] Vgl. Hausmann, F. L. u. a. (Hrsg.) (2005), S. 61.
[529] Vgl. Berger, M. (2003), S. 24-25.

die Projektkriterien („Anforderungen und Bedürfnisse"[530]) europaweit auf gleiche Weise bekannt machen und anschließend entscheiden, welche der Interessenten an der späteren Dialogphase teilnehmen dürfen. Auch für den wettbewerblichen Dialog müssen Standardformulare verwendet und die Eignung eines Bieters für die Projektdurchführung überprüft werden. Wie diese Auswahlentscheidung getroffen wird, ist jedoch nicht festgelegt.[531]

6.4.5.1 Verhandlungsverfahren

Zum genauen Ablauf des Verhandlungsverfahrens gibt es keine Vorgaben im Gesetz. Bei der praktischen Anwendung hat sich jedoch ein mehrstufiges Verfahren durchgesetzt.[532] Während des gesamten Verfahrens muss die Vergabestelle alle Bieter gleich behandeln, den Vergabewettbewerb geheim durchführen und ein „transparentes, diskriminierungsfreies Verfahren"[533] aufrechterhalten.[534] Abbildung 30 zeigt den typischen Ablauf eines Verhandlungsverfahrens nach Abschluss des Teilnahmewettbewerbs.

---

530   Hausmann, F. L. u. a. (Hrsg.) (2005), S. 64.
531   Vgl. Hausmann, F. L. u. a. (Hrsg.) (2005), S. 64.
532   Vgl. Bauhaus-Universität Weimar u. a. (2003a), S. 100.
533   Vgl. Hausmann, F. L. u. a. (Hrsg.) (2005), S. 67.
534   Vgl. Hausmann, F. L. u. a. (Hrsg.) (2005), S. 66-67.

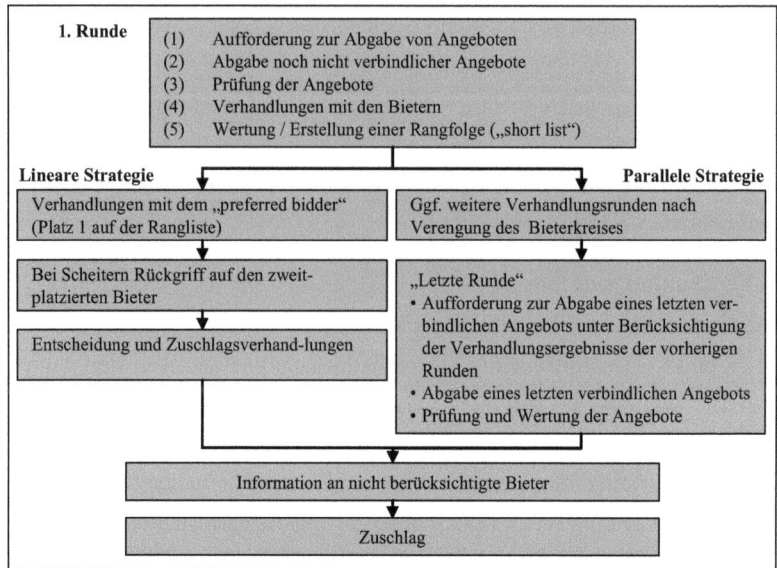

Abbildung 30: Ablauf des Verhandlungsverfahrens nach Abschluss des Teilnahmewettbewerbs[535]

Der Teilnahmewettbewerb hat diejenigen Bieter ausgewählt, die zur Abgabe vorläufiger Angebote aufgefordert werden sollen, die dann vom Auftraggeber geprüft werden. Diese **Prüfung** kann dazu führen, dass einige Teilnehmer vom weiteren Verfahren ausgeschlossen werden. Handelt es sich um ein kompliziertes und großvolumiges PPP-Vorhaben, empfiehlt es sich, zusätzlich eine zweite Angebotsrunde mit verfeinerten Kriterien durchzuführen. Nach Abschluss dieser Verhandlungsrunden entscheidet sich der Auftraggeber entweder dafür, mit einem bevorzugten Bieter („preferred bidder") mit dem Ziel einer Zuschlagserteilung weiter zu verhandeln (lineare Strategie) oder aber dafür, die Verhandlungen mit mehreren geeigneten Bietern fortzuführen (parallele Strategie).[536] Die Gegenüberstellung der Vor- und Nachteile für die Angebots- und Nachfrageseite liefert kein eindeutiges Ergebnis darüber, welche Strategie vorteilhafter ist.[537] In Deutschland hat es sich als zweckmäßig erwiesen, die Strategien zu vermischen und erst mehr-

---

[535] Eigene Darstellung in Anlehnung an Bauhaus-Universität Weimar u. a. (Hrsg.) (2003a), S. 101, und Hausmann, F. L. u. a. (Hrsg.) (2005), S. 65.

[536] Vgl. Bauhaus-Universität Weimar u. a. (Hrsg.) (2003a), S. 100.

[537] Ein detaillierter Vergleich zwischen linearer und paralleler Strategie findet sich in Anhang F.

ere Verhandlungsrunden durchzuführen, um die Anzahl der geeigneten Teilnehmer zu verringern. Aus dieser kleinen Gruppe wird dann ein bevorzugter Bieter für die abschließenden Verhandlungen ausgewählt.[538] Zur Vergabe von Krankenhaus-PPPs sind beide Strategien geeignet. Während in Großbritannien dabei die lineare Strategie bevorzugt wird, favorisiert man in Frankreich die parallele Strategie.[539]

Die **Bewertung** der eingegangenen Angebote erfolgt in einem mehrstufigen Verfahren. Zunächst wird geprüft, ob die Angebote die **formalen Anforderungen** erfüllen. Anschließend wird der **Inhalt** der eingegangenen Angebote überprüft, wobei besonders auf die Plausibilität des Angebotspreises geachtet wird. Die nächste Prüfstufe gilt der **Wirtschaftlichkeit** der Angebote, d.h. welches Angebot die Anforderungen des Auftraggebers mit dem besten Preis-Leistungsverhältnis erfüllt. Diese letzte Stufe ist nach jeder Verhandlungsrunde durchzuführen und darf nur anhand von **Kriterien** erfolgen, die den Bietern zuvor mitgeteilt worden sind. Solche Kriterien können neben dem Preis bspw. die Verteilung der Projektrisiken oder die Flexibilität des Angebotes in Bezug auf veränderte Rahmenbedingungen sein. Wenn die Nichterfüllung eines Kriteriums zum Ausschluss des jeweiligen Bieters führt, ist dies in den Ausschreibungsunterlagen vorab bekannt zu geben. Die Summe der Wertungen führt zu einem Gesamtwert für jedes Angebot. Nach jeder Wertungsrunde entscheidet das Bewertungsteam darüber, mit welchen Bietern weiter verhandelt oder wem schließlich der Zuschlag erteilt werden soll.[540]

Die anschließenden Verhandlungsrunden helfen dabei, inhaltliche Details des Projektvertrages abschließend zu klären. Ziel ist es, die konzeptionellen Antworten der Bieter auf die Anforderungen des öffentlichen Auftraggebers in einen vertraglichen Rahmen einzustellen. Verhandlungsgrundlage sind dabei die unveränderbaren Anforderungskriterien der Verdingungsunterlagen (vgl. Kap. 6.4.2). In den Bieterverhandlungen müssen neben den typischen Aspekten des Projektver-

---

[538] Vgl. Hausmann, F. L. u. a. (Hrsg.) (2005), S. 67.

[539] Vgl. Mission Nationale d'Appui à l'Investissement Hospitalier (Hrsg.) (2005), S. 2.

[540] Vgl. Hausmann, F. L. u. a. (Hrsg.) (2005), S. 67-68.

trages (vgl. Kap. 6.4.4) in jedem Fall Regelungen für folgende Sachverhalte gefunden werden: [541]

(1) Angaben über die Kooperation zwischen den Parteien

(2) relevante finanzielle Kennzahlen

(3) Sicherheiten und Versicherungen

(4) Schlichtungsverfahren für den Fall der Uneinigkeit zwischen den Parteien

Die öffentliche Hand muss bei den Verhandlungen über den PPP-Projektvertrag die Genehmigungsbedingungen der zuständigen Behörden im Auge behalten (vgl. Kap. 6.3.3.5). Da PPP-Projekte als kreditähnliche Geschäfte eingestuft werden, müssen sie häufig ein Genehmigungsverfahren der kommunalen Aufsichtsbehörde durchlaufen. Solange diese Genehmigung nicht erteilt ist, gilt der PPP-Vertrag als schwebend unwirksam. [542]

6.4.5.2 Wettbewerblicher Dialog

Der wettbewerbliche Dialog stimmt in weiten Teilen mit dem vorgenannten Verhandlungsverfahren überein. [543] Daher wird hier nur kurz auf dessen Besonderheiten eingegangen. Die Anforderungen, die ein Vorgehen erfüllen muss, um als wettbewerblicher Dialog ausgeschrieben zu werden, sind gesetzlich festgelegt. [544] Das Verfahren ist dann „zur Vergabe besonders komplexer Aufträge durch staatliche Auftraggeber" [545] anzuwenden, wenn „sie objektiv nicht in der Lage sind,

(1) die technischen Mittel anzugeben, mit denen ihre Bedürfnisse und Ziele erfüllt werden können oder

(2) die rechtlichen oder finanziellen Bedingungen des Vorhabens anzugeben." [546]

---

[541] Vgl. Bauhaus-Universität Weimar u. a. (Hrsg.) (2003a), S. 108.
[542] Vgl. Hausmann, F. L. u. a. (Hrsg.) (2005), S. 70.
[543] Vgl. Hausmann, F. L. u. a. (Hrsg.) (2005), S. 70, und Anhang C.
[544] Vgl. ÖPP-Beschleunigungsgesetz, Artikel 1 und 2.
[545] GWB (2005), § 101 V.
[546] VgV (2005), § 6a I.

An den **Teilnahmewettbewerb** (vgl. Kap. 6.4.5) schließt sich die **Dialogphase**
an, in der der Auftraggeber mit den Unternehmen Verhandlungen führt, um die
eingereichten Angebote zu optimieren. In der **Bietphase**, der dritten Etappe des
wettbewerblichen Dialogs, werden die verbesserten Angebote zur Ausschreibung
gebracht und schließlich an ein am Dialog beteiligtes Unternehmen vergeben.[547]
Die Angebote in der Bietphase sind endgültig und dürfen, um eine Benachteiligung konkurrierender Unternehmen zu vermeiden, nur noch minimale Anpassun-
gen auf Wunsch des Auftragnehmers erhalten.[548] Nach Auffassung der Europäischen Kommission ist das Verfahren des wettbewerblichen Dialogs für PPP-Projekte besonders geeignet.[549] Da das Verfahren in Deutschland erst seit Ende 2005
angewandt werden darf und zudem sehr aufwändig ist, wird der wettbewerbliche
Dialog in Deutschland bisher nur selten verwendet. Hierbei werden die Konzepte
der Bieterunternehmen sehr frühzeitig allen Konkurrenten gegenüber offen gelegt.
Es ist möglich, dass die Privatwirtschaft diesem Ausverkauf von Ideen sehr
skeptisch gegenüber steht.[550]

6.4.6 Wirtschaftlichkeitsuntersuchung III - PPP-Wirtschaftlichkeitsnachweis

In der dritten Phase des PPP-Prozesses erfolgt die dritte Etappe der PPP-Wirt-
schaftlichkeitsuntersuchung - der PPP-Wirtschaftlichkeitsnachweis (vgl.
Kap. 6.2.7). Er wird vor Abschluss des Vergabeverfahrens durchgeführt, um endgültig nachzuweisen, dass eine PPP-Realisierung die ökonomisch sinnvollste
Alternative ist. Dabei dient die konventionelle Beschaffungsvariante als Vergleichsmaßstab. Sie wird dem im Ausschreibungsverfahren ermittelten besten
PPP-Angebot gegenüber gestellt (vgl. Abb. 27). Der Wirtschaftlichkeitsnachweis
orientiert sich weitgehend an den für die Ausschreibung festgelegten Wertungskriterien. Daher ist er als Basis für die Erteilung des Zuschlages an den Gewinner
der PPP-Ausschreibung geeignet.[551]

---

[547] Vgl. Bremer, B. G. (2005), S. 146.

[548] Vgl. Hausmann, F. L. u. a. (Hrsg.) (2005), S. 267.

[549] Vgl. Kommission der Europäischen Gemeinschaften (Hrsg.) (2004), S. 11.

[550] Vgl. Weihrauch, O. (2005), S. 43.

[551] Vgl. Meyer-Hofmann, B. et al (Hrsg.) (2005), S. 285-286.

6.4.6.1 Methodische Durchführung

Die Durchführung des Wirtschaftlichkeitsnachweises ähnelt der des Beschaffungsvariantenvergleichs (vgl. Kap. 6.3.6). Während der Beschaffungsvariantenvergleich mit einem fiktiven PPP-Referenzprojekt gerechnet wird, liegt beim Wirtschaftlichkeitsnachweis dagegen bereits ein **reales bevorzugtes PPP-Angebot** vor. Beide gehen auf quantitative und qualitative Kriterien ein.[552] Um die Vergleichbarkeit zwischen den Varianten aufrecht zu erhalten, ist es wichtig, den PSC (vgl. Kap. 6.3.4) während der Ausschreibungs- und Vergabephase kontinuierlich zu überarbeiten und fortzuschreiben.[553] Um den PPP-Prozess transparent und für alle Beteiligten nachvollziehbar zu gestalten, müssen alle Veränderungen an der konventionellen Variante schriftlich erfasst werden.[554]

Zum Vergleich der **quantitativen** Aspekte der beiden Alternativen bedient man sich der **Kapitalwertmethode.** Die **qualitativen** Aspekte werden anhand der **Nutzwertanalyse** verglichen. Die Beständigkeit der jeweils getroffenen Annahmen wird mit Hilfe von **Sensitivitätsanalysen** überprüft. Erst zum Schluss werden quantitative und qualitative Aspekte zusammengeführt, um eine Gesamtbeurteilung ableiten zu können.[555]

Bei der **Kapitalwertmethode** (vgl. Abb. 26) werden die Zahlungsströme der PPP-Variante und der konventionellen Variante getrennt voneinander über die gesamte Projektlaufzeit ermittelt und auf einen identischen Zeitpunkt abgezinst. Dadurch erhält man zwei Kapitalwerte, die miteinander vergleichbar sind. Der Zahlungsstrom der PPP-Variante bestimmt sich aus dem vom Auftraggeber regelmäßig zu zahlenden Entgelt und wird vom Auftragnehmer kalkuliert. Die öffentliche Seite berechnet für die Eigenrealisierung möglichst genau die ihre Zahlungsverpflichtungen im gleichen Zeitraum. Der zeitliche Anfall der Zahlungsströme wird durch die Diskontierung unter Zuhilfenahme eines geeigneten Zinssatzes berücksichtigt. Dabei kann entweder die komplexere und präzisere Methode der Zinsstrukturkurve oder die besser handhabbare und ungenauere Methode eines Durchschnittszinssatzes angewandt werden. Das vorteilhaftere Projekt ist diejeni-

552 Vgl. Hausmann, F. L. u. a. (Hrsg.) (2005), S. 71.
553 Vgl. Anhang C.
554 Vgl. Bauhaus-Universität Weimar u. a. (Hrsg.) (2003d), Arbeitspapier Nr. 1, S. 39-40.
555 Vgl. Bauhaus-Universität Weimar u. a. (Hrsg.) (2003e), Arbeitspapier Nr. 4, S. 51.

ge Variante mit dem höchsten oder niedrigsten negativen Kapitalwert.[556] Abbildung 31 zeigt exemplarisch die Kapitalwertberechnung zweier Zahlungsströme, diskontiert auf Periode 0. Im vorliegenden Fall wäre Zahlungsstrom 2 vorteilhafter.

$$\text{Kapitalwert}_1 = \frac{-20}{1,05} + \frac{-18}{1,05^2} + \frac{-18}{1,05^3} + \frac{-15}{1,05^4} + \frac{-10}{1,05^5} = 71,1$$

Diskontierungszins: 5,0%
Laufzeit: 5 Perioden

Periode	1	2	3	4	5	Kapitalwert
Zahlungsstrom 1	-20	-18	-18	-15	-10	**-71,1**
Zahlungsstrom 2	-16	-16	-16	-16	-16	**-69,3**

Abbildung 31: Beispiel für die Kapitalwertberechnung[557]

Die **Nutzwertanalyse** bewertet Kriterien, die für eine Entscheidung zwischen den Realisierungsvarianten relevant sind, aber nicht quantitativ dargestellt werden können. Bei öffentlichen Bauprojekten wie Krankenhäusern können dies bspw. Bauzeit, Gestaltungsweise, Mitarbeiterzufriedenheit und Kompetenz der privaten Unternehmen sein. Der Ablauf der Nutzwertanalyse gliedert sich in fünf aufeinander folgende Schritte:[558]

(1) Aufstellung von Zielkriterien

(2) Gewichtung der einzelnen Kriterien

(3) Bestimmung des Teilnutzens für jedes Kriterium

(4) Ermittlung des Gesamtnutzens jeder Alternative

(5) Entscheidung über die Vorteilhaftigkeit

Bei der Nutzwertanalyse[559] muss darauf geachtet werden, dass jedes Ziel nur einmal genannt wird, die Ziele unabhängig voneinander erreichbar sind und, dass die

---

[556] Vgl. Bauhaus-Universität Weimar u. a. (Hrsg.) (2003e), Arbeitspapier Nr. 4, S. 51-53 und 63.
[557] Eigene Darstellung.
[558] Vgl. Bauhaus-Universität Weimar u. a. (Hrsg.) (2003e), Arbeitspapier Nr. 4, S. 64-65 und 68-69.
[559] Zur Vertiefung und Veranschaulichung findet sich in Anhang G ein fiktives Beispiel für eine Nutzwertanalyse im Krankenhausbereich.

Anzahl der betrachteten Ziele begrenzt bleibt. Die Ziele, die in die Nutzwertana-
lyse einbezogen werden, richten sich nach den individuellen Projektzielen (vgl.
Kap 6.2.4). Ziele, die von der PPP-Variante und der konventionellen Variante
gleichermaßen erfüllt werden, können von der Nutzwertanalyse ausgeschlossen
werden, da sie die Entscheidung zwischen den Alternativen nicht beeinflussen.
Die Gewichtung der Ziele ist eine subjektive Entscheidung der Projektbeteiligten.
Um dabei etwas größere Objektivität zu erreichen, empfiehlt es sich, verschiedene
Gruppen diese Gewichtung unabhängig voneinander vornehmen zu lassen.[560]

Im Rahmen der **Sensitivitätsanalyse** werden die **Ergebnisse der Kapitalwertberechnung und Nutzwertanalyse** auf ihre „Belastbarkeit und Aussagekraft"[561] hin
überprüft. Die Analyseergebnisse sind hauptsächlich von den verwendeten Aus-
gangsdaten abhängig. Daher werden diese bei der Sensitivitätsanalyse verändert.
Dazu werden für **quantitative** Aspekte kritische Werte ermittelt, bis zu denen
sich ein Kriterium verändern darf. Typische Variationsbereiche für PPP-Projekte
sind die Annahmen zum Diskontierungszins, der Nutzungsdauer und der Preis-
entwicklung. Bei der Überprüfung der **qualitativen** Aspekte können hauptsächlich die Gewichtung der Zielkriterien und die bei der Bewertung an die Kriterien
vergebenen Punkte verändert werden. Die Durchführung der Sensitivitätsanalyse
kann durch die Anwendung der **Szenariotechnik** unterstützt werden. Dabei
werden die Inputkriterien zu verschiedener Szenarien (z.B. dem besten, schlech-
testen und wahrscheinlichsten Fall) gebündelt.[562]

6.4.6.2 Ergebnis

Die Entscheidung, welche Variante wirtschaftlicher ist, ist dann eindeutig, wenn
eine Alternative nach der qualitativen und der quantitativen Analyse vorteilhafter
ist. Kommen die beiden Analysekonzepte jedoch zu unterschiedlichen Ergebnissen, müssen diese zusammengefasst und genauer untersucht werden. Es besteht
dann die Möglichkeit, den Kapitalwert als eigenes Kriterium mit entsprechender
Gewichtung in die Nutzwertanalyse einzubeziehen. Alternativ können beide Me-
thoden weiterhin getrennt voneinander betrachtet werden. Dann ist das konventi-

---

[560] Vgl. Bauhaus-Universität Weimar u. a. (Hrsg.) (2003e), Arbeitspapier Nr. 4, S. 64-65 und 67-70.
[561] Vgl. Bauhaus-Universität Weimar u. a. (Hrsg.) (2003e), Arbeitspapier Nr. 4, S. 72.
[562] Vgl. Bauhaus-Universität Weimar u. a. (Hrsg.) (2003e), Arbeitspapier Nr. 4, S. 72-74.

onelle Projekt als Referenz (Nullstellung) zu sehen, von der die PPP-Variante in bestimmter Höhe abweicht. Nutzwert- und Kapitalwertanalyse werden nach ihrer Relevanz gewichtet. Durch die Zusammenführung von Gewichtung und prozentualer Abweichung erhält man dann eine Vorteilhaftigkeitsentscheidung.[563] Wenn der Wirtschaftlichkeitsnachweis keine Vorteilhaftigkeit für das bevorzugte PPP-Angebot ergibt, sind Nachverhandlungen (z.B. über die vereinbarte Risiko- oder Aufgabenverteilung) mit dem entsprechenden Bieter vorzunehmen. Wird auch dadurch keine wirtschaftliche Vorteilhaftigkeit erzielt, muss der Auftraggeber auf den in der Ausschreibung zweitplatzierten Bieter zurückgreifen.[564]

6.4.6.3 Zuschlagserteilung

Nach Abschluss des Vergabeverfahrens und dem Nachweis, dass das ausgewählte PPP-Angebot die wirtschaftlichste Realisierungsmöglichkeit ist, muss laut Vergabeverordnung (VgV)[565] allen unterlegenen Bietern spätestens zwei Wochen vor Vertragschluss eine begründete **Absage** zugestellt werden. Diese Frist eröffnet den Bietern die Möglichkeit, ein Nachprüfungsverfahren über mögliche Verstöße gegen das Vergaberecht einzuleiten, das vor Vertragschluss eingeleitet werden muss und die Zuschlagserteilung verhindern kann.[566] Aus bestimmten Gründen[567] kann das Ausschreibungsverfahren aufgehoben werden. Dies ist jedoch stets nur als letzte Möglichkeit zu sehen und nicht bereits dadurch gerechtfertigt, dass die eingegangenen Angebote nicht der öffentlichen Erwartung entsprechen oder Ereignisse eingetreten sind, die bereits vor Anfertigung der Vergabeunterlagen absehbar waren. Wenn der **Zuschlag** erteilt ist, werden die PPP-Verträge auf kommunaler Ebene durch den Bürgermeister, auf staatlicher Ebene durch das zuständige Ministerium unterzeichnet. Üblicherweise werden gleichzeitig mit den PPP-Verträgen auch die Finanzierungsverträge unterzeichnet, um die Geldmittel für ein Projekt rechtzeitig verbindlich zu sichern.[568] Nach **Vertragsunterzeichnung** kann mit der Umsetzung der PPP begonnen werden.

---

[563] Vgl. Bauhaus-Universität Weimar u. a. (Hrsg.) (2003e), Arbeitspapier Nr. 4, S. 74-78.
[564] Vgl. Hausmann, F. L. u. a. (Hrsg.) (2005), S. 73.
[565] Vgl. VgV (2005), § 13.
[566] Vgl. Hausmann, F. L. u. a. (Hrsg.) (2005), S. 73.
[567] Vgl. VOB/A und VOL/A, § 26.
[568] Vgl. Hausmann, F. L. u. a. (Hrsg.) (2005), S. 73-74.

6.5   Phase IV – Implementierung und Vertragscontrolling

Die Phase IV des PPP-Prozesses erstreckt sich über die gesamte Betriebsphase und soll die korrekte Umsetzung des PPP-Vertrages gewährleisten. Dazu muss die erbrachte Leistung ständig überwacht, evaluiert und mit den vertraglichen Anforderungen abgeglichen werden. Im Einzelnen beinhaltet diese Phase folgende Elemente:[569]

- Eintragen der vereinbarten Zahlungen in den Haushalt (vgl. Kap. 6.5.1)
- Zusammenstellung eines Teams für die Projektführung und das Vertragsmanagement auf Seiten des Auftraggebers
- ständiges Vertragsmanagement mit Überprüfung der erbrachten Leistungen und Ergebnisse
- kontinuierliche Überprüfung der Ergebnisse daraufhin, ob die definierten Ziele erreicht sind, die Umsetzung die gewünschte Wirkung hat und die Leistungen wirtschaftlich sind
- Etablierung eines Änderungsmanagements für den Fall, dass sich Rahmenbedingungen im Projektverlauf verändern

6.5.1 Einstellung in den Haushalt

„Während der gesamten Vertragslaufzeit sind die im jeweiligen Haushaltsjahr von der öffentlichen Hand vertragsgemäß zu zahlenden Entgelte als Ausgaben und die Erträge und sonstige Einnahmen in den Haushalt einzustellen."[570]. Aufgrund der vielfältigen Ausgestaltungsmöglichkeiten einer PPP, erfolgt auch die Einstellung der Zahlungen in den Haushalt je nach Vertragsmodell (vgl. Kap. 3.6.2) unterschiedlich. Die haushaltsrechtliche Behandlung von PPP-Projekten ist zudem davon abhängig, ob ein Vorhaben auf Gemeindeebene oder auf Bundes- bzw. Landesebene abgewickelt wird.[571] Abbildung 32 gibt einen Überblick darüber, welche Zahlungen im Rahmen einer PPP auf kommunaler Ebene in welcher Form in den Vermögens- bzw. Verwaltungshaushalt eingestellt werden.

---

[569] Vgl. Bauhaus-Universität Weimar u. a. (Hrsg.) (2003a), S. 127.
[570] Hausmann, F. L. u. a. (Hrsg.) (2005), S. 75.
[571] Vgl. Bauhaus-Universität Weimar u. a. (Hrsg.) (2003a), S. 128-131, und Kirchhoff, U. (1997), S. 98.

PPP- Erwerbermodell	Trennung nach Herstellungsaufwand (Vermögenshaushalt) und Instandhaltungs-, Betriebs- und Finanzierungskosten (Verwaltungshaushalt).
PPP- FMLeasingmodell*	Unterscheidung nach der ertragsteuerlichen Zuordnung des Eigentums. Eigentum beim Privaten: vollständige Einstellung in den Verwaltungshaushalt. Eigentum bei der Gemeinde: Einstellung der Tilgungsraten in den Vermögenshaushalt, aller anderen Zahlungen in den Verwaltungshaushalt.
PPP- Vermietungsmodell*	Einstellung aller Zahlungen in den Verwaltungshaushalt.
PPP- Inhabermodell	Trennung nach Herstellungsaufwand (Vermögenshaushalt) und Instandhaltungs- und Betriebskosten (Verwaltungshaushalt).
PPP- Contractingmodell	Einstellung der erhobenen Gebühren und geleisteten Zahlungen in den Verwaltungshaushalt.
PPP- Konzessionsmodell	Trennung nach Ausgaben für die Beteiligung (Vermögenshaushalt) und Gewinne aus der Gesellschaft (Verwaltungshaushalt)
PPP- Gesellschaftsmodell	Trennung nach Herstellungsaufwand (Vermögenshaushalt) und Instandhaltungs-, Betriebs- und Finanzierungskosten (Verwaltungshaushalt).

* Übt die öffentliche Hand am Ende der Vertragslaufzeit die bestehende Kaufoption aus, so werden die entsprechenden Zahlungen in den Vermögenshaushalt eingestellt.

Abbildung 32: Veranschlagung der PPP-Modelle im Haushalt – kommunale Ebene[572]

Für die Anwendung im Krankenhausbereich eignen sich vor allem das PPP-In-habermodell oder auch das PPP-Erwerbermodell (vgl. Kap. 6.3.3.2). Dabei werden die Bau- bzw. Umbau- oder Sanierungsaufwendungen in den Vermögens-haushalt eingestellt, da hierdurch öffentliches Vermögen geschaffen wird. Entgel-te für den Betrieb oder die Instandhaltung des Krankenhauses sind als laufende Ausgaben dem Verwaltungshaushalt zuzuordnen.[573]

6.5.2   Vertragscontrolling

In der Implementierungsphase des PPP-Projektes kann es auch sinnvoll sein, die Zusammenstellung des Projektteams zu verändern. Möglicherweise kann das Team nach Abschluss der Ausschreibungsphase verkleinert werden. Denkbar ist jedoch auch eine Erweiterung um Experten auf dem Gebiet des Vertragscontrol-

---

[572]   Eigene Darstellung in Anlehnung an Hausmann, F. L. u. a. (Hrsg.) (2005), S. 77.
[573]   Zur Einstellung aller Vertragsmodelle in den Gemeinde und Bundes- bzw. Landeshaushalt vgl. Hausmann, F. L. u. a. (Hrsg.) (2005), S. 76-80.

lings. Das Team hat in der Implementierungsphase hauptsächlich mit der Umsetzung der PPP-Vertragsinhalte zu tun:[574]

- Monitoring der zeitlichen Vorgaben für die einzelnen Schritte der Vertragsumsetzung
- Monitoring des definierten Qualitätsniveaus mit Hilfe der festgelegten Leistungskennzahlen
- Entscheidung über die zu leistenden Entgelte für vertragsgemäß erbrachte Leistungen oder ggf. Veranlassung von Bonus- bzw. Maluszahlungen
- Monitoring der Erfüllung weiterer Vertragsinhalte (z.b. Aufrechterhaltung des vertraglich festgelegten Versicherungsschutzes)
- Gewährleistung der vertragsgemäßen Risikoverteilung
- Gewährleistung, dass die Voraussetzungen zum Erhalt der Förderfähigkeit erfüllt bleiben
- Einsetzen des vertragsgemäßen Mechanismus von Dokumentation und Monitoring der erbrachten Leistungen

Der Prozess des Vertragscontrollings gliedert sich in zwei wesentliche Prozesse: **Kontinuierliche Überwachung** und **zeitpunktbezogene Erfolgskontrolle**. Eine **kontinuierliche Überwachung** des Projektverlaufes ist nötig, damit der Auftraggeber die Höhe der Vergütung für den Privaten festsetzen kann. Da der Auftragnehmer einer PPP üblicherweise leistungsabhängig bezahlt wird (vgl. Kap. 3.5.4), muss das erbrachte Leistungsniveau ständig überprüft, mit den festgesetzten SLAs abgeglichen und ggf. Bonus- bzw. Malusregelungen angewandt werden. Die kontinuierliche Projektüberwachung mit entsprechender Dokumentation dient darüber hinaus der Erhebung von PPP-relevanten Daten, die für vergleichbare Folgeprojekte als Planungshilfe oder Vergleichsmaßstab hilfreich sein können.[575] Das britische Gesundheitsministerium hat bereits im Jahr 2002 einen „Good Practice Guide" zur strukturierten Durchführung der Evaluation von Krankenhaus-PPPs veröffentlicht. Ziel des Leitfadens ist es, die Ergebnisse der Projekte zusammenzuführen und aufgrund der gewonnenen Erfahrungswerte Verbesserungen bei zu-

---

[574] Vgl. Bauhaus-Universität Weimar u. a. (Hrsg.) (2003a), S. 133.

[575] Vgl. Hausmann, F. L. u. a. (Hrsg.) (2005), S. 558-559.

künftigen Projekten zu erreichen.[576] Die **zeitpunktbezogenen Erfolgskontrollen** prüfen die erbrachten Leistungen und Ergebnisse bzgl. ihrer Effektivität und Effizienz. Eine Leistung im Rahmen einer PPP gilt als effektiv, wenn mit ihr das gewünschte Ziel erreicht wird und als effizient, wenn dies auf wirtschaftliche Art und Weise geschieht. Die **Effektivitätsmessung** orientiert sich an den Projektzielen (vgl. Kap. 6.2.4) des Auftraggebers. Da diese sich im Projektverlauf ändern können und sich dadurch auch die geschuldete Leistung und die Entgelthöhe verändern können, muss der PPP-Vertrag entsprechend flexibel gestaltet werden. Bei der **Effizienzmessung** wird auf die Ergebnisse von Kapitalwert- und Nutzwertanalyse zurückgegriffen. Wenn man diese Analysen auch während der Projektlaufzeit durchführt, kann man ihre Ergebnisse mit den Planwerten des Wirtschaftlichkeitsnachweises vergleichen und einander in einem Soll-Ist-Vergleich gegenüberstellen. So kann das Projektmanagementteam in regelmäßigen Abständen prüfen, ob das Projekt noch wirtschaftlich ist.

Voraussetzung für ein solch kontinuierliches Vertragscontrolling ist die sorgfältige Dokumentation aller relevanten Informationen während des gesamten PPP-Prozesses. Wenn die Realität stark von den Planwerten abweicht, müssen die Verantwortlichen dafür Erklärungen liefern und die öffentliche Hand - wenn erforderlich - ausgleichende Schritte einleiten. Dazu muss der Projektvertrag Klauseln enthalten, die dem Auftraggeber in bestimmten Fällen erlauben, in den Projektverlauf einzugreifen.[577]

Die Umsetzungsphase kann **Änderungen am PPP-Vertrag** erforderlich machen. Es ist unmöglich, in der Vorbereitungsphase einer PPP bereits alle Eventualitäten für die gesamte Laufzeit zu kennen und zu berücksichtigen.[578] Dieser Änderungsbedarf kann sich durch äußere Umstände wie Gesetze und Umweltschutzauflagen oder durch projektspezifische Faktoren wie die Veränderung technischer Standards oder der Nachfrage ergeben. Der Projektvertrag muss daher flexibel genug gestaltet sein, um auf Änderungen reagieren zu können.[579] Dabei sollten grund-

---

[576] Vgl. Department of Health (Hrsg.) (2002), S. 1.
[577] Vgl. Hausmann, F. L. u. a. (Hrsg.) (2005), S. 558-560.
[578] Vgl. Meyer-Hofmann, B. u. a. (Hrsg.) (2005), S. 165.
[579] Vgl. Hausmann, F. L. u. a. (Hrsg.) (2005), S. 82-83, und Meyer-Hofmann, B. u. a. (Hrsg.) (2005), S. 106.

sätzlich bereits bei der Vertragsgestaltung Regelungen über absehbare Änderungen (z.B. Preisindizes) getroffen werden. Andere Vertragsbestandteile, wie die vereinbarte Verteilung der Projektrisiken - wodurch die Verantwortung für bestimmte Veränderungen ja bereits auf einen Partner übertragen wurde -, sollten nicht verändert werden. Wenn grundlegende Tatbestände überarbeitet werden sollen und der Projektvertrag dafür keine Verfahrensvorschriften enthält, kann dies dazu führen, dass das gesamte Projekt neu ausgeschrieben werden muss.[580] Im Krankenhausbereich sind könnten folgende Änderungen Gegenstand des Vertragsänderungsmanagements sein:

- der medizinisch-technische Fortschritt und die damit verbundene Bedarfsänderung an medizintechnischem Gerät

- Änderungen der krankenhausfinanzierungsrelevanten Gesetzgebung mit Auswirkungen auf die Fördervoraussetzungen

- Nachfrageänderungen aufgrund von veränderten Bettenvorgaben der Landeskrankenhausplanung

- Nachfrageverschiebungen durch eine Verstärkung der ambulanten Krankenhausbehandlung zu Lasten der stationären Versorgung

6.6 Phase V – Verwertung des Objekts am Ende der Nutzungsdauer

Am Ende der Vertragslaufzeit einer PPP wird darüber entschieden, wie mit dem Vertragsgegenstand weiter verfahren wird. Für diese Phase existieren in Deutschland noch keine Erfahrungswerte, da keines der bestehenden Projekte dieses Stadium bereits erreicht hat.[581] Um eine faire und vertragsgemäße Rückabwicklung zu gewährleisten, kann es sinnvoll sein, ein Abwicklungsteam unter privater und öffentlicher Beteiligung mit dieser Aufgabe zu betrauen.[582] Für die in Kap. 3.6.2. genannten PPP-Grundmodelle bestehen hierfür z.T. eindeutige **Endschaftsregelungen**. Wenn der Vertragsgegenstand am Laufzeitende in das Eigentum der öffentlichen oder privaten Seite übergegangen ist, entscheidet sie über

---

[580] Vgl. Hausmann, F. L. u. a. (Hrsg.) (2005), S. 83.
[581] Vgl. Rambold, P., Weber, M. (2005), S. 37.
[582] Vgl. Bertelsmann Stiftung u. a. (Hrsg.) (o.J.), S. 77.

dessen weitere Verwendung. Dafür gibt es grundsätzlich zwei Möglichkeiten: Selbstnutzung oder Drittnutzung.[583] Bei Krankenhäusern handelt es sich üblicherweise um Spezialimmobilien, die für eine anderweitige Nutzung nicht geeignet sind (vgl. Kap. 6.3.3.2). Daher kann der öffentliche Träger das Haus nach Vertragsende entweder selbst führen, einen weiteren PPP-Vertrag abschließen oder einem anderen Krankenhausträger übergeben.

Die Verwertungsklauseln eines PPP-Vertrages müssen zwei alternative Endschaftsregelungen berücksichtigen. Zunächst ist davon auszugehen, dass die PPP tatsächlich erst nach der vertraglich vorgesehenen Laufzeit beendet wird. Jedoch muss der PPP-Vertrag auch festlegen, wie bei einer vorzeitigen Beendigung der Kooperation verfahren wird. Im Falle einer **ordnungsgemäßen Beendigung** der PPP müssen folgende Aspekte projektspezifisch geregelt werden:[584]

Bezüglich des **Zustandes des PPP-Objektes** zum Zeitpunkt des Vertragsendes kann der Auftraggeber entweder einen Sollzustand vorgeben oder erklären, welche Eigenschaften das Objekt nicht haben darf. Grundsätzlich hängt die Güte des Endzustandes davon ab, wie groß Zahlungsbereitschaft und Wille zur ordnungsgemäßen Erfüllung des Vertrages bei den Partnern sind.

Am Vertragsende fällt das Gebäude automatisch an den Grundstückseigentümer zurück. Soll jedoch die andere PPP-Partei die **Verwertung** übernehmen, muss das im PPP-Vertrag geregelt werden.

Je näher das Laufzeitende rückt, desto höher ist die Gefahr, dass die private **Leistungsqualität** abfällt. Dem lässt sich mit einer anreizorientierten Vereinbarung entgegenwirken. Dabei behält die öffentliche Hand während der letzten Jahre der Laufzeit einen festen Anteil des regelmäßig an den Privaten zu zahlenden Entgelts ein. Nur wenn der Auftragnehmer den Vertragsgegenstand bis zum Laufzeitende in ordnungsgemäßem Zustand erhalten hat, wird die volle Summe der Einbehalte ausbezahlt.

---

583 Vgl. Hausmann, F. L. u. a. (Hrsg.) (2005), S. 84.
584 Vgl. Meyer-Hofmann, B. u. a. (Hrsg.) (2005), S. 169-170.

Wird die PPP jedoch **vorzeitig beendet**, muss geregelt werden, wie die bis dahin geleisteten finanziellen Aufwendungen der Projektpartner ausgeglichen werden. Wird die PPP bereits in der Bauphase beendet, muss dem Auftragnehmer, der bis dahin entstandene Aufwand für die Teilleistung erstattet werden. Erfolgt die Beendigung während der Betriebsphase, muss der Auftraggeber die laufenden Kredite ablösen und möglicherweise verwendetes Investorenkapital erstatten. Weitere Verpflichtungen ergeben sich daraus, welcher Partner **Schuld am frühzeitigen Vertragsende** hat. Liegt die Ursache für das vorzeitige Ende einer PPP außerhalb des Einflussbereichs beider Seiten, werden nur die bis dahin angefallenen Aufwendungen ausgeglichen. Hat die **öffentliche Hand** das Vertragsende verschuldet, muss sie an den Privaten zusätzlichen Schadensersatz leisten. Wenn die Schuld für das frühzeitige Ende beim **Auftragnehmer** liegt, wird der dadurch entstandene Schaden mit dem Geldwert für die bis dahin vom Auftragnehmer vertragsgemäß erbrachte Leistung verrechnet. Reicht die vom Privaten erbrachte Leistung nicht zur Deckung des Schadens aus, kann dieser zu Schadensersatzzahlungen verpflichtet werden.[585] Im Krankenhausbereich ist ein solch vorzeitiges Vertragsende auch bei massiven strukturellen Veränderungen denkbar. Dazu gehört der Verkauf des Krankenhauses an einen privaten Träger, der Zusammenschluss mit einem anderen Krankenhaus (Fusion) oder die Schließung des Krankenhauses.[586]

Am Ende der PPP wird noch eine Erfolgskontrolle nach Effizienz- und Effektivitätsaspekten durchgeführt. Die Art ihrer Durchführung entspricht den im Rahmen des Vertragscontrollings angewandten laufenden Erfolgskontrollen (vgl. Kap. 6.5.2).[587]

---

[585] Vgl. Meyer-Hofmann, B. u. a. (Hrsg.) (2005), S. 170-171.

[586] Vgl. Eichhorn, P. (2006), S. 109

[587] Vgl. Hausmann, F. L. u. a. (Hrsg.) (2005), S. 84.

7 Kritische Beurteilung von PPP

Vor dem Hintergrund, dass sowohl das PPP-Konzept selbst bereits seit einiger Zeit in Deutschland angewandt wird (vgl. Kap. 4.2) als auch bereits ein strukturierter Leitfaden für die Umsetzung von PPP-Kooperationen existiert (vgl. Kap. 6), stellt sich die Frage, warum PPP im Krankenhausbereich erst sehr zögerlich eingesetzt wird (vgl. Kap. 4.3.2). Das vorliegende Kapitel geht daher auf Chancen und Gefahren bei der Umsetzung von Krankenhaus-PPPs, existierenden Hemmnissen für die Etablierung des Konzepts, sowie den bestehenden Handlungsbedarf für seine weitere Ausbreitung ein.

7.1 Chancen und Gefahren durch PPP im Krankenhausbereich

Eine PPP birgt immer Chancen und Gefahren[588]. Sie sollte nur eingegangen werden, wenn aus Sicht aller Projektbeteiligten die positiven Aspekte überwiegen. Dies gilt natürlich auch für die Umsetzung im Krankenhausbereich. Dabei muss man berücksichtigen, dass derselbe Aspekt für einen Partner eine Chance, für den anderen jedoch eine Gefahr darstellen kann und umgekehrt.[589] Dieses Kapitel stellt daher die typischen Chancen und Gefahren einer PPP dar, die sich die Beteiligten vor Beginn einer PPP-Kooperation bewusst machen müssen.

Chancen aus Sicht des Auftraggebers:[590]

- Die Einbindung privater Finanzmittel und Kompetenzen führt zur Entlastung der öffentlichen Haushalte, zu Rationalisierungsgewinnen, einer schnelleren und optimierten Umsetzung des Vorhabens und somit zu erhöhter Wettbewerbsfähigkeit. Die erwirtschafteten Rationalisierungsgewinne können in

---

[588] Unter Gefahren werden hier die Risiken verstanden, die vor einer Kooperation abgewogen werden. Das Risikomanagement innerhalb der PPP bezieht sich dagegen auf Gefahren der Kooperation selbst (Vgl. Kap. 3.5.3.).

[589] Vgl. Bolz, U. (Hrsg.) (2005), S. 53.

[590] Vgl. Bolz, U. (Hrsg.) (2005), S. 54-55, Ziekow, J. (2003), S. 33-35, Bremer, B. G. (2005), S. 114.

die Refinanzierung des Projektes einbezogen werden, was den Bedarf an Fördermitteln senkt und die öffentliche Hand entlastet.[591]

- PPP ermöglicht es der öffentlichen Hand, die Erfahrung und Effizienzorientierung privater Unternehmen bei der Projektabwicklung zu nutzen.[592]

- Durch PPP gibt der Auftraggeber vormals selbst erbrachte Aufgaben für einen langen Zeitraum an Private ab. Durch diese Leistungserbringung aus einer privaten Hand wird die Verwaltung im operativen Bereich entlastet und kann sich auf ihre Hauptaufgaben konzentrieren (vgl. dazu Kap. 5.3.1).[593]

- Da das an den Privaten zu zahlende Entgelt über den gesamten Lebenszyklus hinweg berechnet wird, kann sich die öffentliche Seite vor unvorhergesehenen Zahlungen schützen und ihre Ausgaben besser planen.[594]

- Projekte, die in Zusammenarbeit mit privaten Organisationen durchgeführt werden, führen bei der Bevölkerung - im Vergleich zu Projekten, die die öffentliche Hand im Alleingang durchführt - üblicherweise zu höherer Akzeptanz und zu einem verbesserten Image für die öffentliche Verwaltung.

- PPP und die damit verbundene schnellere, innovativere und verstärkte Investitionstätigkeit der öffentlichen Hand, sowie eine Strukturverbesserung durch den Einbezug mittelständischer Unternehmen können zur Stärkung der Volkswirtschaft insgesamt führen.

- Eine PPP verstärkt die Autonomie und Effizienzorientierung des öffentlichen Unternehmens bei gleichzeitiger Beibehaltung gewisser Einfluss- und Eingriffsmöglichkeiten der Verwaltung.

---

[591] Vgl. auch Alfen, H. u. a. (2005), S.1084, Wissenschaftlicher Beirat der Gesellschaft für öffentliche Wirtschaft (Hrsg.) (2006), S. 249, Lautenschläger, S. (2006), S. 24, Adler, F. u. a. (2006), S. 118, Arbeitsgruppe Krankenhauswesen der AOLG (Hrsg.) (2004), S. 12, und Wissenschaftsrat (Hrsg.) (2006), S. 54.

[592] Vgl. auch Grotowski, Th. (2004), S. 183, und Wissenschaftlicher Beirat der Gesellschaft für öffentliche Wirtschaft (Hrsg.) (2006), S. 249.

[593] Vgl. auch Alfen, H. u. a. (2005), S. 1084, und Arbeitsgruppe Krankenhauswesen der AOLG (Hrsg.) (2004), S. 12.

[594] Vgl. nur Lautenschläger, S. (2006), S. 24-25, Adler, F. u. a. (2006), S. 119, und Arbeitsgruppe Krankenhauswesen der AOLG (Hrsg.) (2004), S. 12.

Gefahren aus Sicht des Auftraggebers:[595]

- Ein starker privater Partner mit projektspezifischem Know-how, der die öffentliche Seite dominiert und ohne den eine Verwirklichung des Projekts nicht möglich wäre, führt zur Unausgeglichenheit der Kräfte bei der Ausgestaltung einer PPP.

- Wenn die öffentliche Hand eine langfristige PPP eingeht, die mit internem Ressourcenabbau verbunden ist, besteht die Gefahr von Einflussverlust und Abhängigkeit vom Privaten.

- Auch die Langfristigkeit selbst kann zur Gefahr werden, wenn sich dadurch die Anpassungsfähigkeit an geänderte Rahmenbedingungen erschwert oder verteuert. Es ist zudem möglich, dass Veränderungen (z.B. finanzielle Engpässe) auf privater Seite die Kooperation gefährden.[596]

- Die langfristige finanzielle Bindung der öffentlichen Hand durch eine PPP kann zu einer erhöhten Verschuldung führen und die Einhaltung der Maastricht-Kriterien gefährden.[597]

- Die Auswahl nicht geeigneter Kooperationspartner, die ihre Aufgaben nicht vertragsgemäß erfüllen oder mit denen die Zusammenarbeit stark konfliktgeladen ist, kann die PPP ineffizient machen oder sogar zum Scheitern bringen.

- PPP ist besonders geeignet für großvolumige und komplexe Projekte. Die Auftraggeberseite steuert die Zusammenarbeit und benötigt dafür spezifische Kenntnisse und erhebliche Kapazitäten. Unterschätzt die Verwaltung diesen im Vergleich zur konventionellen Realisierung deutlich höheren Aufwand bei der Konzeption und Überwachung, kann sie durch die PPP überfordert werden.[598]

---

[595] Vgl. Bolz, U. (Hrsg.) (2005), S. 56-57, und Ziekow, J. (2003), S. 34-35.

[596] Vgl. auch Lautenschläger, S. (2006), S. 24, und Arbeitsgruppe Krankenhauswesen der AOLG (Hrsg.) (2004), S. 13.

[597] Vgl. nur Wissenschaftlicher Beirat der Gesellschaft für öffentliche Wirtschaft (Hrsg.) (2006), S. 249, Lautenschläger, S. (2006), S. 25, Arbeitsgruppe Krankenhauswesen der AOLG (Hrsg.) (2004), S. 13, und gemäß Interview mit PPP-Task Force NRW am 11.07.2006.

[598] Vgl. auch Arbeitsgruppe Krankenhauswesen der AOLG (Hrsg.) (2004), S. 13.

- Es besteht die Gefahr, dass sich das private Interesse nur auf solche Projekte oder Projektelemente beschränkt, von denen sich die Unternehmen eine hohe Rendite versprechen („Rosinen picken"). Weniger lukrative oder sogar verlustträchtige Bereiche muss die öffentliche Hand weiter selbst abdecken.[599]

Chancen aus Sicht des Auftragnehmers:[600]

- Mit der Übernahme vormals öffentlicher Aufgaben erweitert der Private seinen Tätigkeitsbereich um neue Geschäftsfelder und verbessert die eigene Position am Markt.

- Eine PPP führt zu langfristigen regelmäßigen Einnahmen von einem solventen, zuverlässigen Partner und verbessert damit die wirtschaftliche Situation des Auftragnehmers.

- Durch die Kooperation erlangt der private Partner Zugang zu verwaltungsspezifischen Aktionsmöglichkeiten und Ressourcen.

- Bei der Zusammenarbeit mit der öffentlichen Hand hat der Private Einflussmöglichkeiten in Bereichen, die ihm ansonsten nicht zugänglich wären.

- Auch auf privater Seite kann PPP zu einem Imagegewinn führen: Beteiligt sich ein Unternehmen an der Erfüllung einer Aufgabe für die Allgemeinheit, so führt dies zu einer positiven Wahrnehmung des privaten Unternehmens bei der Öffentlichkeit.

Gefahren aus Sicht des Auftragnehmers:[601]

- Die Interessen von privater Wirtschaft und öffentlicher Hand sind häufig nicht identisch. Während sich die Verwaltung die öffentlichen Interessen vertritt, streben private Unternehmen vorwiegend nach Gewinn und Effizienz. Wenn sich die Auftraggeberseite zu stark in die privaten Aktionsfelder einmischt oder überhöhte Anforderungen stellt, können hieraus Konflikte entstehen.

---

[599] Vgl. nur Steadman, T. (2004), S. 19, und Lattmann, J. (2004), S. 69-70.
[600] Vgl. Bolz, U. (Hrsg.) (2005), S. 55, Ziekow, J. (2003), S. 35-36, und Bremer, B. G. (2005), S. 114.
[601] Vgl. Bolz, U. (Hrsg.) (2005), S. 57, Ziekow, J. (2003), S. 36-37.

- Die Handlungsfreiheit des Privaten wird durch die Einflussnahme von Verwaltung und Politik eingeschränkt.

- Der öffentliche Partner hat exklusiven Zugang zu projektrelevanten Informationen (z.b. über politische Veränderungen). Der Private ist abhängig von dessen Bereitschaft, diese Informationen an ihn weiter zu geben.

- Auch, wenn der Private seine Aufgaben in Einklang mit der öffentlichen Zielsetzung zu Projektbeginn vertragsgemäß erfüllt, kann die öffentliche Seite die Zusammenarbeit wegen einer zuvor unberücksichtigt gebliebenen Berührung öffentlicher Interessen beenden.

- Die Vergabe eines PPP-Projektes muss im Rahmen eines wettbewerblichen und transparenten Verfahrens erfolgen. Aus privater Sicht kann es sich jedoch um einen Alibiwettbewerb handeln, wenn der Eindruck entsteht, der Auftraggeber würde einen bestimmten Partner bevorzugen und das Projekt nur pro forma ausschreiben. Umfangreiche Projekte werden zudem häufig an große Unternehmen vergeben, was zu einer Benachteiligung des Mittelstandes führt.

- Durch die langfristige vertragliche Bindung können auch auf privater Seite Gefahren entstehen, wenn sich relevante äußere Rahmenbedingungen (z.B. die Gesetzeslage) ändern oder die Kooperation zu einem späteren Zeitpunkt von der Bevölkerung abgelehnt wird.

- PPP-Vorhaben sind komplex und erfordern vom privaten Bieter hohen Aufwand für die Angebotserstellung und Vertragsgestaltung. Diese Aufwendungen lohnen sich für den Privaten jedoch nur, wenn er die Ausschreibung schließlich auch gewinnt und das Vorhaben von staatlicher Seite genehmigt wird.

7.2 Bestehende Hemmnisse und Handlungsbedarf für PPP im Krankenhausbereich

Zusätzlich zu den generellen Chancen und Gefahren gibt es Umstände, die eine Entscheidung pro PPP behindern, auf die die Partner jedoch keinen Einfluss haben. Da die Idee PPP von der politischen Seite vorangetrieben werden soll (vgl.

Kap. 3.2), besteht vor allem in den folgenden Bereichen Handlungsbedarf zur Beseitigung dieser PPP-Hemmnisse.

Sowohl PPP selbst als auch das bestehende System der Krankenhausfinanzierung unterliegen einer Vielzahl gesetzlicher Vorschriften (vgl. Kap. 2.6.2 und 6), die eigentlich für den konventionellen Realisierungsfall verabschiedet wurden und die Einbindung von Privaten erschweren. Besonders in den PPP-relevanten Rechtsgebieten Auftragsvergabe, Haushalt und Steuern besteht Handlungsbedarf.[602] Die PPP-freundlichen rechtlichen Rahmenbedingungen in Großbritannien sind sicherlich mitverantwortlich für die dortige weite Verbreitung des Konzepts.[603] In Deutschland war ein erster Schritt in diese Richtung die Verabschiedung des ÖPP-Beschleunigungsgesetzes. Sowohl der Koalitionsvertrag als auch die geplante Novellierung dieses Gesetzes beabsichtigen, speziell die PPP-Hemmnisse des Krankenhausfinanzierungsrechts zu beseitigen.[604] Da PPP sich erst seit wenigen Jahren flächendeckend in Deutschland ausbreitet, herrscht bei den Beteiligten vielfach Unsicherheit darüber, wie einzelne Vertragsaspekte genau umzusetzen sind. Dadurch entsteht bei jedem Projekt Bedarf an umfassendem externem Know-how, was PPP verteuert und mit für die hohen Mindestinvestitionsvolumina verantwortlich ist. Auch die Teilnahme an einer PPP-Ausschreibung erfordert vom Bieter hohen finanziellen und zeitlichen Aufwand, weswegen kleinere regionale Unternehmen häufig vor einer Teilnahme zurückschrecken.[605]

Ziel muss daher eine stärkere **Standardisierung** sein. Da jedes Projekt individuell und dementsprechend komplex ist, wird es nicht ein PPP-Schema oder PPP-Gesetz geben, das jedem Vorhaben übergestülpt werden kann, sondern es gilt Standards für sich wiederholende Sachverhalte und Leitlinien zur Strukturierung der Vorhaben zu entwickeln. Deren Erstellung haben sich die PPP-Task Forces zur Aufgabe gemacht.[606]

---

[602] Vgl. Wissenschaftsrat (Hrsg.) (2006), S. 61-64.

[603] Vgl. Steadman, T. (2004), S. 14.

[604] Vgl. Lautenschläger, S. (2006), S. 25, Adler, F. u. a. (2006), S. 118, und Bremermann, W. u. a. (2006), S. 367-368.

[605] Vgl. Wissenschaftsrat (Hrsg.) (2006), S. 62, und Budäus, D. (2006), S. 24.

[606] Vgl. Wissenschaftsrat (Hrsg.) (2006), S. 62, Noack, H. (2003), S. 25, und Drey, F. u. a. (2006), S. 16-17.

Hinter PPP steckt zwar eine gemeinsame Idee, jedoch sind die Anwendungsbereiche und Gestaltungsmöglichkeiten vielfältig (vgl. Kap. 3.6.2 und 4.2.2). Deshalb muss **spezifisches PPP-Know-how** für den Bereich Krankenhauswesen entwickelt werden. Dieses Ziel kann durch eine strukturierte Auswertung der bestehenden inländischen Projekte und - wenn übertragbar - auch durch Erfahrungen
im Ausland geschehen.[607] Speziell die bestehenden **Regelungen zur Krankenhausfinanzierung** erschweren vielfach die Umsetzung von PPP in diesem Bereich. Schwierigkeiten ergeben sich bspw. durch das langwierige und komplexe
Antragsverfahren für KHG-Fördermittel (vgl. Kap. 2.6.4), das dem PPP-Ziel
einer schnellen Umsetzung von Investitionsvorhaben entgegensteht.[608] Zudem ist
es wegen der angespannten Haushaltslage häufig ungewiss, in welcher **Höhe** Fördermittel bewilligt werden. Daher sollten die Länder Fördersummen für PPP
möglichst rasch festlegen, damit eine verbindliche Finanzplanung erstellt werden
kann. Dies würde auch den bestehenden Teufelskreis aus PPP-Vergaberecht und
Genehmigung von KHG-Fördermitteln durchbrechen. Diese Genehmigung kann
bisher nur vor Projektbeginn bei Vorlage von Planungsdokumenten erteilt
werden. Die detaillierte Planung ist jedoch Teil der PPP-Leistung selbst und steht
daher vor Projektbeginn noch gar nicht zur Verfügung.[609]

Ein weiteres PPP-Hemmnis ist die Tatsache, dass die Entscheidung über die **Verwendung von** im Krankenhausbereich erzielten **Rationalisierungsgewinnen** bei
den Krankenkassen liegt. Bei den jährlichen Verhandlungen über den Landesbasisfallwert (vgl. Kap. 2.4) können die Gewinne als Wirtschaftlichkeitsreserven
einbezogen und zur Senkung der Basisfallwerte verwendet werden, anstatt dem
Krankenhaus als Eigenmittel zur Verfügung zu stehen.[610] Damit fehlen dem Krankenhaus sowohl die Verbindlichkeit bei der PPP-Finanzierungsplanung als auch
ein Anreiz für wirtschaftliches Verhalten überhaupt. Die entsprechenden Gesetze[611] sollten daher dahingehend geändert werden, dass die Krankenhäuser die

---

[607] Vgl. Wissenschaftsrat (Hrsg.) (2006), S. 62, und . Wissenschaftlicher Beirat der Gesellschaft für
öffentliche Wirtschaft (Hrsg.) (2006), S. 251.
[608] Vgl. Alfen, H. u. a. (2005), S. 1084.
[609] Vgl. Expertenkreis ‘Krankenhaus’ (Hrsg.) (2006), S. 9-10.
[610] Vgl. Alfen, H. u. a. (2005), S. 1084, und Expertenkreis ‘Krankenhaus’ (Hrsg.) (2006), S. 4-5.
[611] Details über die dafür nötigen Änderungen von KHG und KHEntgG finden sich in Alfen, H. u. a.
(2005), S. 1085, Expertenkreis ‘Krankenhaus’ (Hrsg.) (2006), S. 3-5, und Bremermann, W. u. a.
(2006), S. 367-372.

Rationalisierungsgewinne erst nach einigen Jahren an die Krankenkassen weiterreichen müssen. Sinnvoll wäre auch eine zweckgebundene pauschale Förderung der PPP-Vorhaben, über deren genaue Verwendung das Krankenhaus frei entscheiden kann.[612]

Eine weitere Schwierigkeit für die Umsetzung von PPP ist die Systematik der **Trennung von Betriebskosten- und Investitionskosten** bei der deutschen Krankenhausfinanzierung (vgl. Kap. 2.6.1). Bei PPP erhält der private Partner üblicherweise ein einheitliches Leistungsentgelt, das seine Planungs-, Finanzierungs-, Betriebs- und Investitionsaufwendungen abdeckt. Hier müsste ein Formular entwickelt werden, dass diese Abgrenzung für PPP ermöglicht.[613] Zudem könnte eine Änderung des KHG den Krankenkassen ermöglichen, sich an der PPP-Finanzierung zu beteiligen.[614]

Momentan besteht noch eine **umsatzsteuerliche Benachteiligung** von PPP (vgl. Kap. 6.3.3.4) im Vergleich zur konventionellen Realisierung durch ein Krankenhaus als Eigenbetrieb, wodurch PPP sich für die öffentliche Hand verteuert. Diese Ungleichbehandlung könnte dadurch behoben werden, dass Leistungen im Rahmen einer PPP umsatzsteuerbefreit werden.[615]

Die **Lebenszyklusorientierung** von PPP (vgl. Kap. 3.5.2) führt häufig zu höheren Erstellungskosten, um später niedrigere Betriebskosten erreichen zu können. Die hohen Anfangskosten reduzieren derzeit den nach KHG förderfähigen Anteil. Mit einer Regelung, die den Beschaffungsvariantenvergleich als Beweis für die wirtschaftliche Vorteilhaftigkeit der PPP-Variante bei den Förderstellen anerkennen würden, könnte der Förderanteil erhöht und die Krankenkassen in der Betriebsphase entlastet werden.[616]

---

[612] Vgl. Bremermann, W. u. a. (2006), S. 368, Alfen, H. u. a. (2005), S. 1085, und Expertenkreis `Krankenhaus` (Hrsg.) (2006), S. 3 und 6.

[613] Vgl. Expertenkreis `Krankenhaus` (Hrsg.) (2006), S. 3-4.

[614] Vgl. Alfen, H. u. a. (2005), S. 1085.

[615] Vgl. Bremermann, W. u. a. (2006), S. 370, und Expertenkreis `Krankenhaus` (Hrsg.) (2006), S. 1-2.

[616] Vgl. Expertenkreis `Krankenhaus` (Hrsg.) (2006), S. 7-8.

8 Zusammenfassung und Ausblick

Diese Arbeit hat zunächst gezeigt, dass deutsche Krankenhäuser unter großem Investitionsdruck stehen und nach alternativen Finanzierungsmöglichkeiten suchen müssen.[617] Neben den bisher angewandten Formen der Einbeziehung des privaten Sektors kann PPP ein Weg sein, die Vorteile privater Effizienzorientierung auszuschöpfen, der öffentlichen Hand jedoch gleichzeitig weit reichende Einfluss- und Gestaltungsmöglichkeiten einzuräumen.[618] Dafür wird das Konzept bereits erfolgreich in verschiedenen anderen öffentlichen Aufgabenbereichen (z.B. Verkehrsinfrastruktur und Schulbau) umgesetzt. Es wurde deutlich, dass die Umsetzung von PPP im Krankenhausbereich in Deutschland noch am Anfang steht. An den Beispielen Frankreich und Großbritannien konnte gezeigt werden, dass öffentlich-private Kooperationen durchaus für Krankenhausinvestitionen einsetzbar sind.

Eine PPP bietet die Möglichkeit, privates Know-how und Kapital in die Erfüllung öffentlicher Aufgaben einzubinden und damit die Verwaltung zu entlasten. PPP ist kein statisches Konzept, sondern hat vielfältige Gestaltungsmöglichkeiten, die an die individuellen Ansprüche eines Projekts und der beteiligten Partner angepasst werden können. Langfristige Verträge, prozessorientiertes Denken, eine faire Risikoverteilung zwischen den Projektpartnern, ein gemeinsames Verantwortungsgefühl für die Aufgaben und Leistungsanforderungen, die den privaten Unternehmen Raum für innovative Realisierungskonzepte lassen, sind wesentliche Charakteristika und Erfolgsfaktoren einer PPP.

Die Betrachtung des PPP-Prozesses im Hinblick auf den deutschen Krankenhaussektor hat gezeigt, dass PPP dort grundsätzlich anwendbar ist. Dabei wurde auch deutlich, dass die stationäre Krankenversorgung ein sensibler Bereich der öffentlichen Daseinsvorsorge ist, deren Besonderheiten bei der Umsetzung einer PPP Berücksichtigung finden müssen. Um mit PPP Investitionen schneller und effizienter als bei einer klassischen Eigenrealisierung durchführen zu können, ist es insbesondere wichtig, die Förderfähigkeit nach KHG zu erhalten und eine saubere

---

[617] Gemäß Interview mit PPP-Task Force NRW am 11.07.2006.
[618] Vgl. Adler, F. u. a. (2006), S. 118.

Trennung zwischen den Aufgabenbereichen der öffentlichen und privaten Seite vorzunehmen.

Der politische Wille zur weiteren Verbreitung der Idee PPP im Krankenhaussektor ist vorhanden und der Gesetzgeber hat es sich zum Ziel gesetzt, noch bestehende Hürden aus dem Weg zu räumen. Die Privatwirtschaft interessiert sich für die ausgeschriebenen Projekte und die Krankenhäuser haben erkannt, dass sie neue Wege gehen müssen, um ihre Wettbewerbsfähigkeit angesichts der sich verändernden Rahmenbedingungen zu erhalten.

Damit PPP für Krankenhäuser eine echte Alternative zur materiellen Privatisierung oder sogar zu einer Schließung des Hauses wird, muss das Konzept sich in Deutschland weiter etablieren. Dafür müssen die rechtlichen Rahmenbedingungen PPP-freundlicher gestaltet werden und insbesondere Hindernisse im Förderrecht beseitigt werden.[619] Es ist wichtig, dass weitere sorgfältig geplante Pilotprojekte auf den Weg gebracht und ihre Erfahrungen systematisch evaluiert werden. Auf öffentlicher und privater Seite muss dafür PPP-spezifisches Know-how aufgebaut werden. Erfahrungen aus dem Ausland zeigen, dass die Schaffung zentraler Entscheidungsstrukturen, die Etablierung von PPP-Kompetenzzentren und ein gut strukturiertes Ausschreibungsverfahren die Ausbreitung von PPP fördern.[620] PPP fordert von den Beteiligten innovative Denkansätze und den Mut, neue Wege zu gehen. Die öffentliche Hand muss sich mit der privatwirtschaftlichen Effizienzorientierung vertraut machen und ihre Vorteile für die öffentliche Aufgabenerfüllung erkennen. Private Unternehmen müssen bei der Zusammenarbeit mit der Verwaltung deren Gemeinwohlorientierung und Verfahrensabläufe respektieren.

Der Investitionsbedarf im Krankenhaussektor ist ungebrochen: Der kommunale Investitionsbedarf für Krankenhäuser wird zwischen 2000 und 2009 - also bis zum Ende der Konvergenzphase – auf € 26,1 Mrd. geschätzt.[621] Dieser hohe Bedarf und die fehlenden öffentlichen Haushaltsmittel für seine Deckung werden PPP in deutschen Krankenhäusern weiter vorantreiben. Eine Umfrage unter Füh-

---

[619] Gemäß Interviews mit PPP-Task Force NRW am 11.07.2006, und Buscher, F. am 19.09.2006

[620] Gemäß Interview mit Becher, G. am 19.09.2006.

[621] Vgl. Reidenbach, M. (2002), S. 254. Gemäß Interview mit Reidenbach, M. am 29.10.2006 gibt es keine Erhebung darüber, wie sich dieser Investitionsbedarf im Krankenhaussektor zwischenzeitlich entwickelt hat.

rungskräften in deutschen, österreichischen und schweizerischen Universitätskliniken hat ergeben, dass im Jahr 2015 30% aller Universitätskliniken ihre Krankenversorgung als PPP organisiert haben wollen![622]

Dabei muss man sich stets vor Augen führen, dass PPP nur eine Alternative zur
Umsetzung langfristiger Investitionsprojekte sein kann, jedoch keinesfalls ein
Allheilmittel zur Lösung öffentlicher Finanzprobleme!

*„But can the private sector produce a complex project in less time, with less
money, and can the public be the beneficiary of its efforts? Where these completed
projects have opened for public use in all parts of the world, the answer has been
a resounding Yes!"*[623]

---

[622] Vgl. Richter, D. (2006), S. 7
[623] Levy, S. M. (1996), S. 22.

Literaturverzeichnis

Adler, F., Lüpke, T., Strohe, C., Weber, M. (2006)
 ÖPP im Krankenhausbereich: Eine Alternative zur klassischen Privatisierung, in: das Krankenhaus 2006, 2, 112-119.
Alfen, H., Buscher, F., Daube, D., Weidemann, A. (2005)
 Public Private Partnership im Krankenhausbereich, in: das Krankenhaus 2005, 12, 1083-1088.
Andree, F., Ennemann, U. (2006)
 Private Partner suchen - PPP-Modelle scheinen ein Ausweg aus Finanzierungsengpässen zu sein, in: krankenhaus umschau 2006, 4, 278-280.
Arbeitsgemeinschaft für wirtschaftliche Verwaltung e. V. (Hrsg.) (2003)
 Public Private Partnership - Ein Leitfaden für öffentlich Verwaltung und Unternehmer, Eschborn.
Arbeitsgruppe Krankenhauswesen der Arbeitsgemeinschaft der Obersten Landesgesundheitsbehörden (Hrsg.) (2004)
 Ergänzende / alternative Finanzierungsformen zur Krankenhausfinanzierung der Länder, Erfurt.
Arbeitsgemeinschaft Krankenhauswesen der Arbeitsgemeinschaft der Obersten Landesgesundheitsbehörden (Hrsg.) (2005)
 2. Bericht zur Lage der Krankenhäuser in Deutschland bei Einführung der Fallpauschalen 2005, Bremen.
Arthur Andersen (Hrsg.) (1999)
 Krankenhaus 2015 – Wege aus dem Paragraphendschungel (Zusammenfassung), o.O..
Augurzky, B., Krolop, S., Liehr-Griem, A., Schmidt, Ch. M., Terkatz, S. (2004)
 RWI: Materialien, Band 13: Das Krankenhaus, Basel II und der Investitionsstau, Essen.
Bachof, O., Stober, R., Wolff, H. (1999)
 Verwaltungsrecht, Band I, 11. Auflage, München.
Beneker, Ch. (2006)
 Bremer Klinik-Holding setzt weiter auf Private-Public-Projekt, in: Ärztezeitung, URL: http://www.aerztezeitung.de/docs/2006/07/26/17a0802.asp?cat= [Stand 26.07.2006].
Berger, M. (2003)
 Public Private Partnership im Hochbau – Ein Vergaberechtsleitfaden der PPP-Task Force des Landes Nordrhein-Westfalen, Düsseldorf.
Bertelsmann Stiftung, Clifford Chance Pünder, Initiative D21 (Hrsg.) (o.J.)
 Prozessleitfaden Public Private Partnership, o.O..
Bolz, U. (Hrsg.) (2005)
 Public Private Partnership in der Schweiz, Zürich.
Bremer, B. G. (2005)
 Public Private Partnership – ein Praxislexikon, Köln.
Bremermann, W., Buscher, F., Dodenhoff, H., Nottbusch, C. (2006)
 ÖPP im Krankenhauswesen, in: das Krankenhaus 2006, 5, 365-372.
Bruckenberger, E. (2005)
 Privatisierung der Krankenhäuser, eine Alternative zum Investitionsstau, Hannover.
Bruckenberger, E., Klaue, H.-P., Schwintowski, P. (2006)
 Krankenhausmärkte zwischen Regulierung und Wettbewerb, Berlin.
Budäus, D., Eichhorn, P. (Hrsg.) (1997)
 Public Private Partnership – Neue Formen öffentlicher Aufgabenerstellung, Baden-Baden.
Budäus, D., Grüning, G. (1997)
 Public Private Partnership – Konzeption und Probleme eines Instruments zur Verwaltungsreform aus Sicht der Public Choice-Theorie, in: Budäus, D., Eichhorn, P. (Hrsg.), Public Private Partnership – Neue Formen öffentlicher Aufgabenerstellung, Baden-Baden, S. 25-66.
Budäus, D. (2003a)
 Neue Kooperationsformen zur Erfüllung öffentlicher Aufgaben. Charakterisierung, Funktionsweise und Systematisierung von Public Private Partnership, in: Harms, J., Reichard, Ch. (Hrsg.), Die Ökonomisierung des öffentlichen Sektors: Instrumente und Trends, Baden-Baden, S. 213-233.
Budäus, D. (2003b)
 Public Private Partnership – Ansätze, Funktionen, Gestaltungsbedarfe, in: Gesellschaft für öffentliche Wirtschaft (Hrsg.) (2004b), Public Private Partnership: Formen-Risiken-Chancen, Berlin, S. 9-22.
Budäus, D. (2004)
 Public Private Partnership – Strukturierung eines nicht ganz neuen Problemfeldes, in: Zeitschrift für Organisation 2004, 6, 312-318.

152

Budäus, D. (2006)

 Public Private Partnership – Kooperationsbedarfe, Grundkategorien und Entwicklungsperspektiven, in: Budäus, D. (Hrsg.), Kooperationsformen zwischen Staat und Markt, Baden-Baden, S. 11-28.

Budäus, D. (Hrsg.) (2006)

 Kooperationsformen zwischen Staat und Markt, Baden-Baden.

Bühner, A., Oberndörfer, M (2006)

 Bieterduell, in: Der Kämmerer, 1/2006, URL: http://www.derneuekaemmerer.de/archiv/ausgabe1_2006/bieterduell.html [Stand 04.03.2007].

Bundeshaushaltsordnung (2005) (BHO)

 vom 19.08.1969 (BGBl. I, S.1284), zuletzt geändert durch Art. 3 G vom 22.09.2005 (BGBl. I, S. 2809).

Bundesministerium der Finanzen (Hrsg.) (2004)

 Das Haushaltssystem der Bundesrepublik Deutschland (Aktualisierter Auszug), Berlin.

Bundesministerium für Gesundheit (Hrsg.) (2005)

 Gesetzliche Krankenversicherung – Kennzahlen und Faustformeln 1994-2004, Berlin.

Bundesverband deutscher Banken (Hrsg.) (2004)

 Daten, Fakten, Argumente: Public Private Partnership – Chance für die Modernisierung von Infrastruktur und Verwaltung, Berlin.

CDU, CSU und SPD (Hrsg.) (2005)

 Koalitionsvertrag zwischen CDU, CSU und SPD: Gemeinsam für Deutschland – mit Mut und Menschlichkeit, o.O..

Cloâtre, E. (2005)

 Premier guide du bail emphytéotique, in: Le Moniteur, 11.02.2005.

Dammert, B. (2004)

 Eignung von PPP-Modellen für die Versorgungswirtschaft, in: Gesellschaft für öffentliche Wirtschaft (Hrsg.) (2004b), Public Private Partnership: Formen-Risiken-Chancen, Berlin, S. 162-168.

Daube, D. (2005)

 Public Private Partnership im Hochbau – Evaluierung der Wirtschaftlichkeitsvergleiche der ersten PPP-Pilotprojekte im öffentlichen Hochbau in NRW, Public Private Partnership-Initiative, Weimar.

Delacroix, G., Lefebvre, E. (2005)

 Les hôpitaux publics s'ouvrent aux investisseurs privés, in: Les Echos, 03.05.2005.

Department of Health (Hrsg.) (2002)

 Good Practice Guide – Learning Lessons from post-project Evaluation, o.O..

Department of Health (Hrsg.) (2004)

 The Design Development Protocol for PFI Schemes, Revision 1, Leeds.

Department of Health (Hrsg.) (2006)

 Prioritised Capital Schemes approved to go ahead since May 1997 (England), URL: http://www.dh.gov.uk/assetRoot/04/12/35/73/04123573.pdf [Stand 27.02.2006].

Deutsche Krankenhausgesellschaft (Hrsg.) (2004)

 Bestandsaufnahme zur Krankenhausplanung und Investitionsfinanzierung in den Bundesländern, o.O..

Deutsche Krankenhausgesellschaft (Hrsg.) (2006)

 Bestandsaufnahme zur Krankenhausplanung und Investitionsfinanzierung in den Bundesländern, o.O..

Deutsche Krankenhausgesellschaft (Hrsg.) (o.J.)

 Abbildungen, Herkunft der Investitionsmittel in Prozent im Jahr 2004; URL: http://www.dkgev.de/pdf/1050.pdf [Stand 01/2006].

Deutscher Städte- und Gemeindebund (Hrsg.) (2002)

 Public-Private-Partnership – Neue Wege in Städten und Gemeinden, Berlin.

Deutsches Institut für Urbanistik (Hrsg.) (2005)

 Public Private Partnership Projekte – Eine aktuelle Bestandsaufnahme in Bund, Ländern und Kommunen, Berlin.

Deutsches Krankenhausinstitut (Hrsg.) (2001)

 Krankenhausbarometer – Umfrage 2001, Düsseldorf.

Deutsches Krankenhausinstitut (Hrsg.) (2005)

 Krankenhausbarometer – Umfrage 2005, Düsseldorf.

Deutsches Krankenhausinstitut (Hrsg.) (2007)

 Anlage Daten Investitionsförderung, URL: http://www.dkgev.de/pdf/1566.pdf [Stand 02/2007]

Deutscher Bundestag (Hrsg.) (2003)

 Antrag Öffentlich Private Partnerschaften, Drucksache 15/1400, Berlin.

Ditfurth, J. von (2005)

 Public Private Partnership im Hochbau, Erste Schritte: Projektauswahl, -organisation und Beratungsnotwendigkeiten, Public Private Partnership-Initiative, München.

Drey, F., Hopfe, D., Pfnür, A., Schellenberg, M., Scherer-Leydecker, Ch., Soldner, A., Utech, H. (2006)
Public Private Partnership in Deutschland – Eine Bestandsaufnahme, in:Drey, F., Proll, R. U. (Hrsg.), Die 20 Besten: PPP-Beispiele aus Deutschland – Konzeption und Umsetzung von Public Private Partnership-Projekten anhand praktischer Beispiele, Köln, S. 7-17.

Drey, F., Proll, R. U. (Hrsg.)(2006)
Die 20 Besten: PPP-Beispiele aus Deutschland – Konzeption und Umsetzung von Public Private Partnership-Projekten anhand praktischer Beispiele, Köln.

Dünchheim, Th. (2003)
Das Monheimer PPP-Modell zur Schulbausanierung, in: Gesellschaft für öffentliche Wirtschaft (Hrsg.) (2004b), Public Private Partnership: Formen-Risiken-Chancen, Berlin, S. 182-189.

Ehrenheim, F., Grabatin, G., Ohrnberger, G. (2003)
Grundlagen der Lebenszykluskostenrechnung im Facility Management, Friedberg.

Eichhorn, P. (1997)
Public Private Partnership und öffentlich-privater Wettbewerb, in: Budäus, D., Eichhorn, P. (Hrsg.), Public Private Partnership – Neue Formen öffentlicher Aufgabenerfüllung, Baden-Baden, S.199-207.

Eichhorn, P. (2001)
Öffentliche Dienstleistungen - Reader über Funktionen, Institutionen und Konzeptionen, Baden-Baden.

Eichhorn, P. (Hrsg.) (2003)
Verwaltungslexikon, 3. neu bearbeitete Auflage, Baden-Baden.

Eichhorn, P., Püttner, G. (Hrsg.) (2004)
Wertorientiertes Management im Gesundheitswesen, Baden-Baden.

Eichhorn, P. (2006)
Merkmale guter Public Private Partnership, in: Budäus, D. (Hrsg.), Kooperationsformen zwischen Staat und Markt, Baden-Baden, S.107-114.

Ennemann, U. (2003)
Wirtschaftliche Führung öffentlicher Krankenhäuser, Paderborn.

Ernst & Young (Hrsg.) (2002)
Progress and Prospects, Healthcare PFI – a Survey, London.

Europäische Union (Hrsg.) (2006)
D-Bremen: Gebäude- und Betriebsmittelverwaltung, Supplement zum Amtsblatt der Europäischen Union – Bekanntmachung 2006/S147-147-158932, URL: http://ted.europa.eu [Stand: 04.08.2006].

Friedrich Ebert Stiftung (Hrsg.) (2002)
Public Private Partnership – Mehr Qualität und Effizienz im öffentlichen Güter- und Dienstleistungsangebot, Bonn.

Friedrich Ebert Stiftung (Hrsg.) (2006a)
Wegbeschreibung für die kommunale Praxis – Begriff und Formen der Privatisierung, URL:http://www.feskommunalpoltik.de/wirtschaft_privatisierung/detail.php?nr=1036&kategorie=wirtschaft_privatisierung [Stand 01.10.2006].

Friedrich Ebert Stiftung (Hrsg.) (2006b)
Wegbeschreibung für die kommunale Praxis – Formelle Privatisierung, URL:http://www.feskommunalpoltik.de/wirtschaft_privatisierung/detail.php?nr=1038&kategorie=wirtschaft_privatisierung [Stand 01.10.2006].

Friedrich Ebert Stiftung (Hrsg.) (2006c)
Wegbeschreibung für die kommunale Praxis – Funktionale Privatisierung, URL:http://www.feskommunalpoltik.de/wirtschaft_privatisierung/detail.php?nr=1041&kategorie=wirtschaft_privatisierung [Stand 01.10.2006].

Friedrich Ebert Stiftung (Hrsg.) (2006d)
Wegbeschreibung für die kommunale Praxis – Materielle Privatisierung, URL:http://www.feskommunalpoltik.de/wirtschaft_privatisierung/detail.php?nr=1045&kategorie=wirtschaft_privatisierung [Stand 01.10.2006].

Fries, T. (2003)
Arbeitsberichte zum Management im Gesundheitswesen, Arbeitsbericht Nr. 3: Unternehmensbewertung von Krankenhäusern, Köln.

Frosch, E., Hartinger, G., Renner, G. (2001)
Outsourcing und Facility Management im Krankenhaus, Wien.

Gäde-Butzlaff, V. (2003)
PPP im Entsorgungsbereich: Ein interessantes Modell für die Übergangszeit für die Übergangszeit bis zur Herstellung voller Konkurrenzfähigkeit der kommunalen Unternehmen, in: Gesellschaft für öffentliche Wirtschaft (Hrsg.), Public Private Partnership: Formen-Risiken-Chancen, Berlin, S. 133-148.

154

Gebhardt, G., Schenke, R. P. (2005)
  Umsatzsteuerliche Gestaltungsoptionen bei Öffentlich Privaten Partnerschaften (ÖPP) / Public Private
  Partnership (PPP), in: Deutsche Steuerzeitung 2005, 7, 213-221.
Gesellschaft für öffentliche Wirtschaft (Hrsg.) (2004a)
  Neue Institutionenökonomik – Public Private Partnership – Gewährleistungsstaat, Berlin.
Gesellschaft für öffentliche Wirtschaft (Hrsg.) (2004b)
  Public Private Partnership: Formen-Risiken-Chancen, Berlin.
Gesetz gegen Wettbewerbsbeschränkungen (2005) (GWB)
  vom 26.08.1998 (BGBl. I, S.2521), neugefasst durch Bekanntmachung vom 15.07.2005 (BGBl. I,
  S. 2114), zuletzt geändert durch Art. 1 G vom 01.09.2005 (BGBl. I, S. 2676).
Gesetz über die Entgelte für voll- und teilstationäre Krankenhausleistungen (2005) (KHEntgG)
  vom 23. 04.2002 (BGBl. I, S. 1412, 1422), zuletzt geändert durch Art. 4 G vom 29.08.2005 (BGBl. I,
  S. 2570).
Gesetz zur Beschleunigung der Umsetzung von Öffentlich Privaten Partnerschaften und zur Verbesserung
  gesetzlicher Rahmenbedingungen für Öffentlich Private Partnerschaften (2005) (ÖPP-Beschleuni-
  gungsgesetz) vom 1.09.2005 (BGBl. I, S. 2676).
Gesetz zur wirtschaftlichen Sicherung der Krankenhäuser und zur Regelung der Krankenhauspflegesätze (2005)
  (KHG)
  vom 29.06.1972 (BGBl. I, S. 1009), neugefasst durch Bekanntmachung vom 10.04.1991 (BGBl. I,
  S. 885), zuletzt geändert durch Art 2 G vom 22.06.2005 (BGBl. I, S. 1720).
Gesundheit Nord – Klinikverbund Bremen (Hrsg.) (2005)
  Ein Meilenstein ist erreicht, in: Leuchtfeuer – Das Magazin für Mitarbeiterinnen und Mitarbeiter der
  Gesundheit Nord 2005, 4, 10.
Gottschalk, W. (1997)
  Praktische Erfahrungen und Probleme mit Public Private Partnership (PPP) in der Versorgungswirtschaft,
  in: Budäus, D., Eichhorn, P.(Hrsg.), Public Private Partnership – Neue Formen öffentlicher
  Aufgabenerfüllung, Baden-Baden, S.153-166.
Grotowski, Th. (2004)
  Unternehmen Krankenhaus, in: krankenhaus umschau 2004, 3, 182-184.
Grundgesetz für die Bundesrepublik Deutschland (2002) (GG)
  Vom 23.05.1949 (BGBl. I, S.1), zuletzt geändert durch Art. 1 G vom 26.07.2002 (BGBl. I, S. 2863).
Harms, J., Reichard, Ch. (Hrsg) (2003)
  Die Ökonomisierung des öffentlichen Sektors: Instrumente und Trends, Baden-Baden.
Hausmann, F. L., Schäfer, M., Weber, M. (Hrsg.) (2005)
  Public Private Partnership, München.
Helios Kliniken GmbH (Hrsg.) (o.J.a)
  Krankenhausfinanzierung – Gesetzliche Grundlagen, URL: http://www.helios-kliniken.de/stellent/
  groups/finanzen/@zentrale/documents/ heldoc/65002180904002tb.pdf, [Stand 01.10.2006].
Helios Kliniken GmbH (Hrsg.) (o.J.b)
  Duale Krankenhausfinanzierung in Deutschland, URL: http://www.helios-kliken.de/stellent/
  groups/finanzen/@zentrale/documents/heldoc/94651180904002tb.pdf, [Stand 01.10.2006].
Heuer, C. (2004)
  Alternative Finanzierungsformen – Bauen ohne öffentliches Risiko, in: Klinik Management Aktuell 2004,
  9, 36-39.
HM Treasury (Hrsg.) (2003)
  PFI: meeting the investment challenge, London.
Höftmann, B. (2001)
  Public Private Partnership als Instrument der kooperativen und sektorübergreifenden Leistungsbereit-
  stellung – dargestellt an der neu strukturierten kommunalen Abfallwirtschaft, Lütjensee.
Horn, K.-U. (2003)
  Public Private Partnership im Hochbau – Leitfaden „Wirtschaftlichkeitsvergleich" der PPP-Task Force des
  Landes Nordrhein-Westfalen, Düsseldorf.
Hüsken, Ch. B., Mann, S. (2005)
  Der Staat als „Homo Oeconomicus"? – Drei Säulen des Wirtschaftlichkeitsvergleichs bei Public Private
  Partnership, in: Die öffentliche Verwaltung 2005, 2, 143-152.
FINANCE-Research, HypoVereinsbank, KPMG, Linklaters Oppenhoff & Rädler (Hrsg.) (2005)
  PPP: Ein Stimmungsbarometer, Public Private Partnership – Erfolgsfaktoren und Hindernisse aus Sicht
  öffentlicher Finanzentscheider, Frankfurt am Main.
Ingruber, H. (1994)
  Krankenhausbetriebslehre – Grundlagen für modernes Krankenhausmanagement, Wien.

Institut der deutschen Wirtschaft Köln (Hrsg.) (2006)
    Deutschland in Zahlen, Köln.
International Financial Services (Hrsg.) (2003)
    Public Private Partnerships – Britisches Know-how für internationale Märkte, London.
Jakob, D., Kochendörfer, B. (2002)
    Effizienzgewinne bei privatwirtschaftlicher Realisierung von Infrastrukturvorhaben, Berlin.
Kirchhoff, U. (1997)
    Aktuelle Organisations- und Finanzierungsinstrumente im öffentlichen Infrastrukturbereich, in:
    Zimmermann, G. (Hrsg.), Neue Finanzierungsinstrumente für öffentliche Aufgaben – Eine Analyse im
    Spannungsfeld von Finanzkrise und öffentlichem Interesse, Baden-Baden, S. 93-123.
Kirsch, D. (1996)
    „Public Private Partnership" – Eine empirische Untersuchung der kooperativen Handlungsstrategien in
    Projekten der Flächenerschließung und Immobilienentwicklung, Saarbrücken.
Kommission der Europäischen Gemeinschaften (Hrsg.) (2004)
    Grünbuch zu öffentlich-privaten Partnerschaften und den Gemeinschaftlichen Rechtsvorschriften für
    öffentliche Aufträge und Konzessionen, Brüssel.
Kurz, T. (2006)
    Steuerfolgen von PPP im Krankenhausbereich, in: P-Newsletter 2006, 4, 3.
Lattmann, J. (2004)
    Probleme, Risiken und Grenzen des Gewährleistungsstaat-Konzepts, in: Gesellschaft für öffentliche
    Wirtschaft (Hrsg.), Neue Institutionenökonomik – Public Private Partnership – Gewährleistungsstaat,
    Berlin, S.61-73.
Lautenschläger, S. (2006)
    Public Private Partnership (PPP) als Weg aus dem Investitionsstau, in: führen und wirtschaften im
    Krankenhaus, 2006, 1, 22-25.
Levy, S. M. (1996)
    Build, Operate, Transfer – Paving the Way for Tomorrow's Infrastructure, New York.
Lister, J. (2003)
    The PFI Experience – Voices from the frontline, London.
Lovells (Hrsg.) (2004)
    Privatisierung und Outsourcing bei Krankenhäusern, Berlin.
McCleary, B. (2002)
    Private Finanzierung öffentlicher Projekte: Großbritanniens Erfahrungen, in: Friedrich Ebert Stiftung
    (Hrsg.), Public Private Partnership – Mehr Qualität und Effizienz im öffentlichen Güter- und
    Dienstleistungsangebot, Bonn, S. 8-15.
Meier, A., Wendel, V. (2006)
    Protonentherapie als Public Private Partnership, in: führen und wirtschaften   im Krankenhaus 2006, 4,
    376-379.
Meyer-Hofmann, B., Riemenschneider, F., Weihrauch, O. (Hrsg.) (2005)
    Public Private Partnership – Gestaltung von Leistungsbeschreibung, Finanzierung, Ausschreibung und
    Verträgen in der Praxis, Köln.
Ministère des Solidarités, de la Santé et de la Famille (Hrsg.) (2005)
    Le Guide du Bail Emphytéotique Hospitalier, un outil global et innovant au service de l'investissement
    hospitalier, Paris.
Ministère de l'Économie, des Finances et de l'Industrie (Hrsg.) (o.J.)
    Les contrats de partenariat – Principes et méthodes, Paris.
Mission Nationale d'Appui à l'Investissement Hospitalier (Hrsg.) (2005)
    2nde Mission d'Etude des PPP/PFI Hospitaliers au Royaume-Uni, o.O..
Mörsch, M. (2006)
    Die Entwicklung der Krankenhauslandschaft und Investitionsfinanzierung in den Bundesländern, in: Arzt
    und Krankenhaus 2006, 3, 85-89.
Moß, O., Schwichow, H., Weber, M. (2004)
    Public Private Partnership im Hochbau – Finanzierungsleitfaden, Publich Private Partnership-Initiative,
    Frankfurt am Main.
Mühlenkamp, H.(2006)
    Public Private Partnership aus der Sicht der Transaktionskostenökonomik und der Neuen Politischen
    Ökonomie, in: Budäus, D.(Hrsg.), Kooperationsformen zwischen Staat und Markt, Baden-Baden,
    S. 29-48.
National Audit Office (Hrsg.) (2005)
    Darrent Valley Hospital: The PFI Contract in Action, London.

156

Noack, H. (2003)
  PPP in NRW – Schwerpunkte, Erfahrungen und Probleme in der Praxis, in: Gesellschaft für öffentliche Wirtschaft (Hrsg.), Public Private Partnership: Formen-Risiken-Chancen, Berlin, S. 23-29.
o.V. (2004)
  Gericht macht den Weg frei für Klinik-Verkauf, in: Ärztezeitung, URL: http://www.aerztezeitung.de/docs/2004/12/17/231a0805.asp?cat = [Stand 17.12.2006].
o.V. (2005a)
  Finanzierungskonzepte – Vertrauensbildende Maßnahmen, in: Klinik Management Aktuell 2005, 5, S. 58-61.
o.V. (2005b)
  Partenariats public-privé: le secteur hospitalier précurseur, in: L'AGEFI, 07.02.2005.
o.V. (2005c)
  Private Public Partnership im Bereich der Krankenhäuser und Universitätskliniken, in: pwc: healthcare 2005, 3, 3-4.
o.V. (2005d)
  Uniklinikum im Norden braucht privates Kapital, in: Ärztezeitung, URL: http://www.aerztezeitung.de/docs/2005/08/23/147a1202.asp?cat= [Stand 23.08.2005].
o.V. (2005e)
  Zukunftsperspektiven für öffentliche, freigemeinnützige, private und Universitätskliniken, in: führen und wirtschaften im Krankenhaus 2005, 376-381.
o.V. (2006a)
  In Hessen wird die erste deutsche Uniklinik privatisiert, in: Ärztezeitung, URL: http://www.aerztezeitung.de/docs/2005/12/19/229a0801.asp?cat =, [Stand 19.12.2005].
o.V. (2006b)
  Logistikzentrum mit Parkhaus am Klinikum Dortmund, URL: http://www.ppp-plattform.de/seiten/bp_klinikum_dortmund.htm, [Stand 19.07.2006].
o.V. (2006c)
  Private Investoren stützen Großprojekt an Uniklinik, in: Ärztezeitung, URL: http://www.aerztezeitung.de/docs/2006/06/29/29/118a0501.asp?cat= [Stand 29.06.2006]
o.V. (2006d)
  Rettungsplan für Höchster Klinikum – Krankenhaus soll in öffentlich privater Partnerschaft wirtschaftlicher arbeiten, in: Frankfurter allgemeine Zeitung, 18.11.2005, 269, S.49.
Pfnür, A. (2004)
  Modernes Immobilienmanagement – Facility Management, Corporate Real Estate Management und Real Estate Management, 2. aktualisierte und erweiterte Auflage, Berlin.
Pföhler, W. (2004)
  Krankenhäuser im Wettbewerb: Zur Fundierung strategischer Entscheidungen, in: Eichhorn, P., Püttner, G. (Hrsg.), Wertorientiertes Management im Gesundheitswesen, Baden-Baden, S.32-43.
Plassmann, R. (2003)
  Das angekündigte Grünbuch der EU-Kommission zu Public Private Partnership, in: Gesellschaft für öffentliche Wirtschaft (Hrsg.) (2004b), Public Private Partnership: Formen-Risiken-Chancen, Berlin, S. 39-51.
PPP-Task Force Nordrhein-Westfalen (Hrsg.) (2005)
  Public Private Partnership im Hochbau – Vertragliche Aspekte am Beispiel von PPP-Schulprojekten, Düsseldorf.
PPP-Task Force Nordrhein-Westfalen (Hrsg.) (2006a)
  Pilotprojekte: Allgemeines Krankenhaus Viersen GmbH, URL: http://www.ppp.nrw.de/pilotprojekte/uni_4/pub06.html, [Stand 01.10.2006].
PPP-Task Force Nordrhein-Westfalen (Hrsg.) (2006b)
  Pilotprojekte: Klinikum Leverkusen, URL: http://www.ppp.nrw.de/pilotprojekte/uni_4/pub05.html, [Stand 01.10.2006].
PPP-Task Force Nordrhein-Westfalen (Hrsg.) (2006c)
  Pilotprojekte: Universitätsklinikum Essen – Westdeutsches Protonentherapiezentrum Essen (WPE), URL: http://www.ppp.nrw.de/pilotprojekte/uni_4/pub03.html, [Stand 01.10.2006].
PPP-Task Force Nordrhein-Westfalen (Hrsg.) (2006d)
  Pilotprojekte: Universitätsklinikum Köln, URL: http://www.ppp.nrw.de/pilotprojekte/uni_4/pub04.html [Stand 01.10.2006].
PPP-Task Force Nordrhein-Westfalen (Hrsg.) (2006e)
  Pilotprojekte: Universitätsklinikum Münster, URL: http://www.ppp.nrw.de/pilotprojekte/uni_4/pub02.html, [Stand 01.10.2006].

Preusker, U.K. (2002)
Dialog Zukunft Krankenhaus – Vom AOK-Manager zum Uniklinik-Erneuerer, in: Klinik Management Aktuell 2002, 4, 34-38.

PricewaterhouseCoopers (Hrsg.) (2000)
Konturen: Gesundheit 2010 – Die Zukunft des Gesundheitswesens, Frankfurt am Main.

Bauhaus-Universität Weimar, Creative Concept, Freshfields Bruckhaus Deringer, PricewaterhouseCoopers, VBD Beratungsgesellschaft für Behörden GmbH (Hrsg.) (2003a)
PPP im öffentlichen Hochbau, Band I: Leitfaden, o.O..

Bauhaus-Universität Weimar, Creative Concept, Freshfields Bruckhaus Deringer, PricewaterhouseCoopers, VBD Beratungsgesellschaft für Behörden GmbH (Hrsg.) (2003b)
PPP im öffentlichen Hochbau, Band II: Rechtliche Rahmenbedingungen, Teilband 1: Zusammenfassung, Vertragsrechtliche Grundlagen, Bundes- und Landeshaushaltsrecht, Kommunalrecht, o.O..

Bauhaus-Universität Weimar, Creative Concept, Freshfields Bruckhaus Deringer, PricewaterhouseCoopers, VBD Beratungsgesellschaft für Behörden GmbH (Hrsg.) (2003c)
PPP im öffentlichen Hochbau, Band II: Rechtliche Rahmenbedingungen, Teilband 2: Vergaberecht, Steuerrecht, Recht der öffentlichen Förderung, o.O..

Bauhaus-Universität Weimar, Creative Concept, Freshfields Bruckhaus Deringer, PricewaterhouseCoopers, VBD Beratungsgesellschaft für Behörden GmbH (Hrsg.) (2003d)
PPP im öffentlichen Hochbau, Band III: Wirtschaftlichkeitsuntersuchung, Teilband 1: Arbeitspapiere Nr. 1-3, o.O..

Bauhaus-Universität Weimar, Creative Concept, Freshfields Bruckhaus Deringer, PricewaterhouseCoopers, VBD Beratungsgesellschaft für Behörden GmbH (Hrsg.) (2003e)
PPP im öffentlichen Hochbau, Band III: Wirtschaftlichkeitsuntersuchung, Teilband 2: Arbeitspapiere Nr. 4-7, o. O..

PricewaterhouseCoopers (Hrsg.) (2004)
Developing Public Private Partnerships in New Europe, o.O..

PricewaterhouseCoopers (Hrsg.) (2005)
HealthCast 2020: Gesundheit zukunftsfähig gestalten, o.O..

Rambold, P., Weber, M. (2005)
Bedeutung des Risikomanagements bei PPP-Projekten, in: Bundesbaublatt 2005, 1, 34-37.

Reichard, Ch. (2003)
Public Private Partnership im Kultur-, Bildungs- und Sport-/Freizeitbereich, in: Gesellschaft für öffentliche Wirtschaft (Hrsg.), Public Private Partnership: Formen-Risiken-Chancen, Berlin, S. 173.

Reidenbach, M. (2002)
Der kommunale Investitionsbedarf in Deutschland – Eine Schätzung für die Jahre 2000 bis 2009, Berlin.

Robert Bosch Stiftung (Hrsg.) (1986)
Beiträge zur Gesundheitsökonomie – Finanzierung im Gesundheitswesen, Band 10, Gerlingen.

Robert Bosch Stiftung (Hrsg.) (1987)
Beiträge zur Gesundheitsökonomie – Krankenhausfinanzierung in Selbstverwaltung – Kommissionsbericht, Gerlingen.

Richter, D. (2006)
„Hochschulmedizin 2015" – Eine vergleichende Studie für Deutschland, Österreich und die Schweiz, München.

Riecken, J., Schmidt, D. (2002)
Public Private Partnerships: Neue Kooperationsformen – effiziente Lösungen, in: Klinik Management Aktuell 2002, 9, 42-48.

Roggencamp, S. (1999)
Public Private Partnership – Entstehung und Funktionsweise kooperativer Arrangements zwischen öffentlichem Sektor und Privatwirtschaft, Frankfurt am Main.

Sack, D. (2006)
Eine Bestandsaufnahme der Verbreitung, Regelungen und Kooperationspfade vertraglicher PPP in Deutschland – Effizienz, Kooperation und relationaler Vertrag, in: Budäus, D. (Hrsg.), Kooperationsformen zwischen Staat und Markt, Baden-Baden, S. 51-76.

Savas, E. S. (2000)
Privatization and Public-Private Partnerships, New York.

Schäfer, M., Schöne, F.-J. (2005)
Public Private Partnership im Hochbau – Vertragliche Aspekte am Beispiel von PPP-Schulprojekten, Public Private Partnership-Initiative, Düsseldorf.

158

Schäfer, W., Schwarz, W. (1997)
    Die Entwicklung der Städtischen Kliniken Kassel vom Regiebetrieb zu einem modernden Dienstleistungsunternehmen vor dem Hintergrund geänderter finanzieller Rahmenbedingungen, in: Uhlendorff, U., Zimmer, A. (Hrsg.), Public/Private-Partnership – Die Herstellung öffentlicher Güter im historischen Wandel, Kassel, S.117-152.

Schell, W. (1995)
    Das deutsche Gesundheitswesen von A-Z, Stuttgart.

Schleswig-Holsteinischer Landtag (Hrsg.) (2006)
    Bericht der Landesregierung – Krankenhausfinanzierung in Schleswig-Holstein, Drucksache 16/776, o.O..

Schlicht, W. (2003)
    Public Private Partnership im Hochbau – Leitfaden für die Erstellung von Outputspezifikationen zur Bedarfsermittlung, Ausschreibung und vertraglichen Gestaltung am Beispiel von PPP-Schulprojekten, Düsseldorf.

Schlingensiepen, I. (2006)
    Uniklinik setzt auf Investoren – In Essen entsteht das größte Public-Private-Partnership-Projekt Deutschlands, in: Financial Times Deutschland, 29.06.2006, 124/26, S. 28.

Schöneich, M. (2004)
    Risiken bei PPPs vermindern – aber kein PPP-Gesetz, in: Gesellschaft für öffentliche Wirtschaft (Hrsg.), Public Private Partnership: Formen-Risiken-Chancen, Berlin, S. 208-210.

Schörken, D. (2003)
    Warnowquerung – das erste privatfinanzierte Verkehrsprojekt Deutschlands, in: Gesellschaft für öffentliche Wirtschaft (Hrsg.), Public Private Partnership: Formen-Risiken-Chancen, Berlin, S.89-109.

Schuppert, G. F. (2001)
    Grundzüge eines zu entwickelnden Verwaltungskooperationsrechts – Regelungsbedarf und Handlungsoptionen eines Rechtsrahmens für Public Private Partnership, o.O..

Sozialgesetzbuch - Fünftes Buch (V) – Gesetzliche Krankenversicherung (2005) (SGB V)
    vom 20.12.1988 (BGBl. I, S. 2477, 2482), zuletzt geändert durch Art. 2 Nr. 3 G vom 22.12.2005 (BGBl. I, S. 3686).

Statistisches Bundesamt (Hrsg.) (2003)
    Bevölkerung Deutschlands bis 2050 – 10. koordinierte Bevölkerungsvorausberechnung, Wiesbaden.

Statistisches Bundesamt (Hrsg.) (2005)
    Grunddaten der Krankenhäuser 2004, Fachserie 12 / Reihe 6.1.1, Bonn.

Statistisches Bundesamt (Hrsg.) (2006)
    Bevölkerungsfortschreibung 2005, Wiesbaden

Steadman, T. (2004)
    Erfahrungen mit Public Private Partnership in Großbritannien, in: Ziekow, J. (Hrsg.), Public Private Partnership – Projekte, Probleme, Perspektiven, Berlin, S.9-24.

Storz, M.A., Frank, M. (2004)
    Public Private Partnership im Hochbau – Erste Schritte: Der PPP-Eignungstest, Troisdorf.

Trill, R. (2000)
    Krankenhausmanagement, 2. erweiterte und überarbeitete Auflage, Neuwied.

Uhlendorff, U., Zimmer, A. (Hrsg.) (1997)
    Public/Private-Partnership, die Herstellung öffentlicher Güter im historischen Wandel, Kassel.

Universitätsklinikum Schleswig-Holstein (Hrsg.) (2006)
    Partikeltherapie-Zentrum in Kiel auf einem guten Weg, URL: http://uk-sh.de/media/sustom/676_2009_3.PDF [Stand 29.06.2006].

Verband der privaten Krankenversicherung (Hrsg.) (2005)
    Zahlenbericht 2004/2005, Köln.

Verdingungsordnung für Leistungen – Teil A (2006) (VOL/A)
    vom 06.04.2006 (Bundesanzeiger Nr. 100a vom 30.05.2006).

Vergabe- und Vertragsordnung für Bauleistungen – Teil A (2006) (VOB/A)
    vom 20.03.2006 (Bundesanzeiger Nr. 94a vom 18.05 2006).

Verordnung über die Rechnungs- und Buchführungspflichten von Krankenhäusern (2003) (KHBV)
    vom 10.04.1978 (BGBl. I, S.473), neugefasst durch Bekanntmachung von 24.03.1987 (BGBl. I, S. 1046), zuletzt geändert durch Art. 5 G vom 17.07.2003 (BGBl. I, S. 1461).

Verordnung über die Vergabe öffentlicher Aufträge (2005) (VgV)
    vom 09.01.2001 (BGBl. I, S.110), neugefasst durch Bekanntmachung vom 11.02.2003 (BGBl. I, S. 169), zuletzt geändert durch Art. 2 G vom 01.09.2005 (BGBl. I, S. 2676).

Weber, M. (2003)
    Der Wirtschaftlichkeitsvergleich bei PPP-Projekten, in: Gesellschaft für öffentliche Wirtschaft (Hrsg.) (2004b), Public Private Partnership: Formen-Risiken-Chancen, Berlin, S. 30-38.

Weber, M. (2004)
Ausgestaltung und Grenzen von PPP im Hinblick auf die Erfüllung öffentlicher Aufgaben, in: Gesellschaft für öffentliche Wirtschaft (Hrsg.), Neue Institutionenökonomik –Public Private Partnership – Gewährleistungsstaat, S. 40-47.

Weber, M. (2006)
Die Wirtschaftlichkeitsuntersuchung bei PPP-Projekten, in: Budäus, D. (Hrsg.), Kooperationsformen zwischen Staat und Markt, Baden-Baden, S. 139-157.

Weihrauch, O. (2005)
Public Private Partnership: Besonderheiten im Vergaberecht, in: Bundesbaublatt 2005, 9, 42-44.

Wissenschaftlicher Beirat der Gesellschaft für öffentliche Wirtschaft (2006)
Public Private Partnership – Positionspapier, in: Budäus, D. (Hrsg.), Kooperationsformen zwischen Staat und Markt, Baden-Baden, S. 247-254.

Wissenschaftsrat (Hrsg.) (2006)
Empfehlungen zu Public Private Partnerships (PPP) und Privatisierungen in der universitätsmedizinischen Krankenversorgung, Berlin.

Wöhe, G. (2000)
Einführung in die allgemeine Betriebswirtschaftslehre, 20. Auflage, München.

Ziekow, J. (2003)
Verankerung verwaltungsverfahrensrechtlicher Kooperationsverhältnisse, in Ziekow, J. (Hrsg.), Public Private Partnership – Projekte, Probleme, Perspektiven, Berlin, S. 25-78.

Ziekow, J. (Hrsg.) (2003)
Public Private Partnership – Projekte, Probleme, Perspektiven, Berlin.

Zimmermann, G. (Hrsg.) (1997)
Neue Finanzierungsinstrumente für öffentliche Aufgaben – Eine Analyse im Spannungsfeld von Finanzkrise und öffentlichem Interesse, Baden-Baden.

Interviewliste

Ackermann, H.
   Krankenhausgesellschaft der Freien Hansestadt Bremen e.V., Bremen
   Stellv. Geschäftsführer
   Auskunft per Email am 28.09.2006
Aldenhoff-Zöllner, A.
   Universitätsklinikum Schleswig-Holstein
   Pressesprecherin
   Auskunft telefonisch am 11.07.2006
Beauvois, C.
   Ministère de la Santé et des Solidarités, Paris
   Auskunft per Email am 18.09.2006
Becher, G.
   Bilfinger Berger BOT GmbH, Wiesbaden.
   Geschäftsführer
   Auskunft telefonisch am 19.09.2006
Bedenbecker, M.
   Züblin Development GmbH, Köln.
   Teamassistent im Bereich Public Private Partnership
   Auskunft per Email am 06.09.2006
Bester-Voß, M.
   Klinikum Bremen-Mitte, Bremen
   Projektleiter Masterplan
   Auskunft per Email am 06.09.2006
Bredehorst-Witkowski, A.
   Hamburgische Krankenhausgesellschaft e.V., Hamburg.
   Auskunft per Email am 20.09.2006
Bruckenberger, E.
   Hannover
   Auskunft per Email am 07.08.2006
Bühner, A.
   KPMG Deutsche Treuhand-Gesellschaft AG, Nürnberg.
   Prokurist Public Sector
   Auskunft persönlich am 17.08.2006
Burger, Th.
   Medfacilities, Entwicklung Bau Betrieb, Köln
   Prokurist Entwicklung
   Auskunft per Email am 15.08.2006 und 26.06.2006
Buscher, F.
   Referat Landesangelegenheiten Krankenhauswesen, c/o Senator für Arbeit, Frauen, Gesundheit, Jugend
   und Soziales, Bremen
   Referatsleitung
   Auskunft telefonisch am 19.09.2006
Eckardt, G.
   Allgemeines Krankenhaus Viersen GmbH, Viersen.
   Geschäftsführer
   Auskunft per Email am 14.06.2006
PPP-Task Force NRW
   Finanzministerium NRW, PPP-Task Force, Düsseldorf.
   Auskunft per Email am 17.05.2006 und 11.07.2006
Fritzen, A.
   Klinik für Tumorbiologie, Freiburg.
   Verwaltungsdirektor
   Auskunft telefonisch am 11.07.2006
Geiser, M.
   Baden-Württembergische Krankenhausgesellschaft e.V., Stuttgart.
   Geschäftsführer
   Auskunft per Email am 22.09.2006

Gerlach, Ch.
PPP Kompetenzzentrum Hessen, Hessisches Ministerium der Finanzen, Wiesbaden.
Referentin
Auskunft per Email am 14.06.2006
Gmeinwieser, J.
Klinikum Fürth
Ärztliche Leitung Radiologisches Institut
Auskunft persönlich am 12.10.2006
Grabow, B.
Deutsches Institut für Urbanistik, Berlin.
Auskunft per Email am 25.08.2006
Hames, J.
Ernst & Young LLP, London
Auskunft per Email am 20.07.2006
Hillebrand, B.
Hypo Vereinsbank, Nürnberg
Leiter institutionelle und öffentliche Kunden Nordbayern
Auskunft persönlich am 06.09.2006
Ippolito, P.
Klinikum Leverkusen, Leverkusen
Pflegedirektor
Auskunft telefonisch am 21.06.2006
Kathmann, K.
Ed. Züblin AG, Stuttgart
Bereichsleiter Strukturierte Finanzierungen
Auskunft telefonisch am 15.08.2006
Knauder, K.
Deutsche Krankenhausgesellschaft e.V., Berlin
Auskunft per Email am 14.09.2006
Reidenbach, M. 29.10.2006
Deutsches Institut für Urbanistik, Berlin
Auskunft per Email am 29.10.2006
Reimund, P.
Krankenhausgesellschaft Schleswig-Holstein e.V., Kiel
Auskunft per Email am 14.09.2006
Richter, H.
Klinikum Bremerhaven Reinkenheide, Bremerhaven
Geschäftsführer
Auskunft telefonisch am 07.07.2006
Ritter, G.
BDO Deutsche Warentreuhand AG, Köln.
Prokuristin
Auskunft per Email am 19.09.2006
Salomon, S.
PPP-Task-Force, Ministerium der Finanzen des Landes Sachsen-Anhalt, Magdeburg
Auskunft per Email am 16.06.2006
Schilz, P.
Deutsches Krankenhausinstitut e.V., Düsseldorf
Auskunft per Email am 18.05.2006
Strack, I.
HSK Gruppe, Wiesbaden
Kaufmännische Geschäftsführerin
Auskunft telefonisch am 21.09.2006
Wiehl, M.
Universitätsklinikum Gießen und Marburg GmbH, Gießen
Geschäftsführer für Investitionen, Finanzierung und Zentrale Dienste
Auskunft telefonisch am 13.06.2006

Anhang

Anhang A: Vergleich zwischen inputorientierter und outputorientierter Leistungsbeschreibung[624]

	Inputorientierte Leistungsbeschreibung	Outputorientierte Leistungsbeschreibung
Mengen- und Leistungsvorgaben	Risiko der unzureichenden Beschreibung und Erfassung liegt beim Auftraggeber	Risiko der unzureichenden Umsetzung der Leistungsbeschreibung liegt beim Auftragnehmer
Beschreibung der gewünschten Ergebnisse	Die Leistungen und die dafür einzusetzenden Ressourcen werden genau erfasst und beschrieben	Beschreibung von Zielen, Anforderungen und Qualitäten
Wissen des Ausschreibenden über Leistungen	Genaues Wissen über die Leistungsprozesse des Auftragnehmers notwendig	Genaue Festlegung der eigenen Ziele, Anforderungen und gewünschten Qualitätsniveaus
Vergleichsmöglichkeit der Angebote	Vergleichbarkeit der Angebote aufgrund identischer Leistungsverzeichnisse	Vergleich aufgrund einer geeigneten Methode zur Angebotsauswertung
Kontrollmöglichkeit während der Ausführung	Kontrolle der Leistungserstellungsprozesse in festgelegten Abständen	Kontrolle des Ergebnisses der erbrachten Leistung anhand festgelegter Messgrößen
Vergütung	Fest vereinbarte fixe Leistungserbringung und Vergütung	Anreizorientierte leistungsabhängige Vergütungsmechanismen
Einbeziehung der späteren Nutzer	Risiko der Nutzerzufriedenheit und der Erfüllung der Nutzerwünsche liegt beim Auftraggeber	Die Nutzerzufriedenheit und Erfüllung der Nutzerwünsche sind als Ziel formuliert und Aufgabe des Auftragnehmers
Innovation und Know-how	Enge Vorgaben für den Auftragnehmer, kaum Möglichkeiten für das Einbringen von eigenem Know-how und Erfahrungen	Der Auftragnehmer kann Know-how und Erfahrungen einbringen, Flexibilität und Innovation werden gefördert

---

[624] Eigene Darstellung in Anlehnung an Hausmann, F. L. u. a., S. 26, und Meyer-Hofmann u. a., S. 113.

Anhang B: Eigenschaften der PPP-Vertragsmodelle[625]

		PPP-Erwerbermodell	PPP-FMLeasingmodell	PPP-Vermietungsmodell
Grundlagen	Projektgegenstand	Herstellung / Sanierung (von Wirtschaftsgütern)	Herstellung / Sanierung (von Wirtschaftsgütern)	Herstellung / Sanierung (von Wirtschaftsgütern)
	Vertragslaufzeit (Jahre)	= 30	= 30	= 30
	Kündbarkeit (ordentlich)	Nein (evtl. Teilkündbarkeit einzelner Betreiberleistungen)	Nein (evtl. Teilkündbarkeit einzelner Betreiberleistungen)	Nein (evtl. Teilkündbarkeit einzelner Betreiberleistungen)
Aufgaben des Auftragnehmers	Planung (Design)	Ja	Ja	Ja
	Herstellung (Build)	Ja	Ja	Ja
	Finanzierung (Finance)	Ja	Ja	Ja
	Eigentum am Projektgegenstand während der Vertragslaufzeit	Auftragnehmer	Auftragnehmer	Auftragnehmer
	Betrieb / Management (Operate)	Ja	Ja	Ja
	Verwertung des Projektgegenstandes, hier: Eigentumsübergang auf den Auftraggeber nach Vertragslaufzeit (Transfer)	Ja	Nein (Ja bei Ausübung einer Kaufoption)	Nein (Ja bei Ausübung einer Kaufoption)
Aufgaben des Auftraggebers	Entgelt zur Deckung von a) Sämtlichen Investitionskosten	Ja (Abzahlung)	Nein (Teilamortisation) Ja (Vollamortisation)	Nein (Miete)
	b) Betreiberkosten, sonstigen Betriebskosten, Risikozuschlag, Gewinnmarge	Ja	Ja	Ja
	Zusatzentgelt für Eigentumserwerb	Nein	Ja (bei Kaufoption Kaufpreis bei Vertragsabschluss festgelegt („kalkulierter Restwert")	Ja (bei Kaufoption Kaufpreis bei Optionsausübung ermittelt („Verkehrswert")

---

[625] Eigene Darstellung bei dieser und den folgenden Abbildungen in enger Anlehnung an Hausmann, F. L., Schäfer, M., Weber, M. (Hrsg.) (2005), S. 152-156, und Bauhaus-Universität Weimar u. a. (2003a), S. 96-96.

		PPP-Erwerbermodell	PPP-FMLeasingmodell	PPP-Vermietungsmodell
Eigentum	Grundstück	Auftragnehmer (oder Auftraggeber)	Auftragnehmer (oder Auftraggeber)	Auftragnehmer (oder Auftraggeber)
	Bauliche/technische Anlagen (-teile) oder sonstige Wirtschaftsgüter während der Vertragslaufzeit	Auftragnehmer (falls Auftraggeber im Falle von Bauwerken Grundstückseigentümer: Auftragnehmer als Erbbauberechtigter o.ä.)	Auftragnehmer (falls Auftraggeber im Falle von Bauwerken Grundstückseigentümer: Auftragnehmer als Erbbauberechtigter o.ä.)	Auftragnehmer (falls Auftraggeber im Falle von Bauwerken Grundstückseigentümer: Auftragnehmer als Erbbauberechtigter o.ä.)
	Bauliche/technische Anlagen (-teile) oder sonstige Wirtschaftsgüter nach der Vertragslaufzeit	Auftraggeber	Auftragnehmer (Auftraggeber bei Ausübung einer Kaufoption)	Auftragnehmer (Auftraggeber bei Ausübung einer Kaufoption)
Anwendbares Recht	Planung (Design)	Werkvertragsrecht	-	-
	(Ein-)Bau (Build) / Erwerb	Werkvertragsrecht (u.U. ergänzt durch Auftragsrecht) bzw. Kaufvertragsrecht	-	-
	Finanzierung (Finance)	u.U. Darlehensvertragsrecht	-	-
	Nutzungs-überlassung	Kaufvertragsrecht	„in erster Linie" Mietvertragsrecht (und werkvertragliches Gewährleistungsrecht)	Mietvertragsrecht
	Betrieb	Dienst- oder Werkvertragsrecht (u.U. ergänzt durch Auftragsrecht)	Dienst- oder Werkvertragsrecht	Dienst- oder Werkvertragsrecht
	Verwertung (Transfer)	Kaufvertragsrecht	Kaufvertragsrecht (ab Ausübung der Kauf-/ Verkaufoption	Kaufvertragsrecht (ab Ausübung der Kauf-/ Verkaufoption
PPP-typische Risikoverteilung	Planungsrisiko (Design)	Auftragnehmer	Auftragnehmer	Auftragnehmer
	Baurisiko (Build)	Auftragnehmer	Auftragnehmer	Auftragnehmer
	Finanzierungsrisiko (Finance)	Auftragnehmer	Auftragnehmer	Auftragnehmer
	Sach- und Preisgefahr (Operate)	i.d.R Auftraggeber	i.d.R Auftragnehmer	i.d.R Auftragnehmer
	Verwertungsrisiko (Transfer)	Auftraggeber	Auftragnehmer (Auftraggeber bei Ausübung einer Kaufoption)	Auftragnehmer (Auftraggeber bei Ausübung einer Kaufoption)

		PPP-Inhabermodell	PPP-Contractingmodell	PPP-Konzessionsmodell
Grundlagen	Projektgegenstand	Herstellung / Sanierung (von Wirtschaftsgütern)	Einbau /Optimierung (von technischen Anlagen(-teilen))	Herstellung / Sanierung (von Wirtschaftsgütern)
	Vertragslaufzeit (Jahre)	= 20 (ggf. auch länger)	= 15	= 30
	Kündbarkeit (ordentlich)	Nein (evtl. Teilkündbarkeit einzelner Betreiberleistungen)	Nein	Nein (vgl. vorgenannte Modelle mit Ausnahme des PPP-Contractingmodells)
Aufgaben des Auftragnehmers	Planung (Design)	Ja	Ja	Ja
	Herstellung (Build)	Ja	Ja	Ja
	Finanzierung (Finance)	Ja	Ja	Ja
	Eigentum am Projektgegenstand während der Vertragslaufzeit	Auftraggeber	Auftraggeber	Auftragnehmer/ Auftraggeber (vgl. vorgenannte Modelle mit Ausnahme des PPP-Contractingmodells)
	Betrieb / Management (Operate)	Ja	Ja	Ja
	Verwertung des Projektgegenstandes, hier: Eigentumsübergang auf den Auftraggeber nach Vertragslaufzeit (Transfer)	Ja (entweder bereits durch Einbau bzw. Verbindung mit Grundstück des Auftraggebers oder durch vertragl. Eigentumsübertragung)	Ja (entweder bereits durch Einbau bzw. Verbindung mit Grundstück des Auftraggebers oder durch vertragl. Eigentumsübertragung)	Ja / Nein (vgl. vorgenannte Modelle mit Ausnahme des PPP-Contractingmodells)
Aufgaben des Auftraggebers	Entgelt zur Deckung von a) Sämtlichen Investitionskosten	Ja (Vergütung)	Ja (allerdings durch eingesparte Energiekosten; evtl. zusätzliche Vergütung des Auftraggebers)	Ja (allerdings durch Nutzerentgelte; evtl. Anschubfinanzierung / Abschlusszahlung des Auftraggebers)
	b) Betreiberkosten, sonstigen Betriebskosten, Risikozuschlag, Gewinnmarge	Ja	Ja (allerdings durch eingesparte Energiekosten)	Ja (allerdings durch Nutzerentgelte und Gebühren)
	Zusatzentgelt für Eigentumserwerb	Nein (i.d.R.)	Nein (i.d.R.)	Ja / Nein (vgl. vorgenannte Modelle mit Ausnahme des PPP-Contractingmodells)

		PPP-Inhabermodell	PPP-Contractingmodell	PPP-Konzessionsmodell
Eigentum	Grundstück	Auftraggeber	Auftraggeber	Auftragnehmer/ Auftraggeber (vgl. vorgenannte Modelle mit Ausnahme des PPP-Contractingmodells)
	Bauliche/technische Anlagen (-teile) oder sonstige Wirtschaftsgüter während der Vertragslaufzeit	Auftraggeber	Auftraggeber	Auftragnehmer/ Auftraggeber (vgl. vorgenannte Modelle mit Ausnahme des PPP-Contractingmodells)
	Bauliche/technische Anlagen (-teile) oder sonstige Wirtschaftsgüter nach der Vertragslaufzeit	Auftraggeber	Auftraggeber	Auftragnehmer/ Auftraggeber (vgl. vorgenannte Modelle mit Ausnahme des PPP-Contractingmodells)
Anwendbares Recht	Planung (Design)	Werkvertragsrecht	Werkvertragsrecht	-
	(Ein-)Bau (Build) / Erwerb	Werkvertragsrecht (u.U. ergänzt durch Auftragsrecht) bzw. Kaufvertragsrecht	Werkvertragsrecht (u.U. ergänzt durch Auftragsrecht) bzw. Kaufvertragsrecht	Zivilrechtlicher Vertrag (im Übrigen vgl. zuvor genannte Vertragsmodelle mit Ausnahme des PPP-Contractingmodells)
	Finanzierung (Finance)	u.U. Darlehensvertragsrecht	u.U. Darlehensvertragsrecht	
	Nutzungs-überlassung	-	-	
	Betrieb	Dienst- oder Werkvertragsrecht (u.U. ergänzt durch Auftragsrecht)	Dienst- oder Werkvertragsrecht (u.U. ergänzt durch Auftragsrecht)	
	Verwertung (Transfer)	- (ausnahmsweise Kaufvertragsrecht, wenn Scheinbestandteil und anschließender Verkauf	- (ausnahmsweise Kaufvertragsrecht, wenn Scheinbestandteil und anschließender Verkauf	
PPP-typische Risikoverteilung	Planungsrisiko (Design)	Auftragnehmer	Auftragnehmer	Auftragnehmer
	Baurisiko (Build)	Auftragnehmer	Auftragnehmer	Auftragnehmer
	Finanzierungsrisiko (Finance)	Auftragnehmer	Auftragnehmer	Auftragnehmer
	Sach- und Preisgefahr (Operate)	i.d.R Auftraggeber	i.d.R Auftraggeber	Auftragnehmer oder Auftraggeber (vgl zuvor genannte Vertragsmodelle mit Ausnahme des PPP-Contractingmodells)
	Verwertungsrisiko (Transfer)	Auftraggeber	Auftraggeber	

Anhang C: Der PPP-Beschaffungsprozess[626]

Phase I: Bedarfsfeststellung und Maßnahmenidentifizierung

| Bedarfsfeststellung |
| Nachweis der Maßnahmenwirtschaftlichkeit |
| Definition der Projektziele |
| Grundsätzliche Identifizierung und Grobselektion möglicher Realisierungskonzepte |
| PPP-Eignungstest |

> Abbruch oder konventionelle Realisierung

Phase II: Vorbereitung und Konzeption

| Aufsetzen der Projektorganisation |
| Erstellung einer vorläufigen Leistungsbeschreibung |

| Entwicklung & Vergleich möglicher konventioneller Realisierungskonzepte |
| Ermittlung einer konventionellen Beschaffungsvariante |

| Entwicklung & Vergleich möglicher PPP-Realisierungskonzepte |
| Ermittlung einer PPP-Beschaffungsvariante |

| Beschaffungsvariantenvergleich |
| Bevorzugte Beschaffungsvariante |
| Veranschlagung im Haushalt |

> Abbruch oder Ausschreibung der konventionellen Beschaffungsvariante

Phase III: Ausschreibung & Vergabe

| Ausschreibungspflicht und Wahl der Verfahrensart |
| Erstellung der Vergabeunterlagen |
| Vorbereitung und Durchführung des Teilnahmewettbewerbs |
| Einholen und Prüfen noch nicht verbindlicher Angebote (1)* |
| Bieterverhandlungen (2)* |
| Bewertung und Selektion der Angebote |
| Einholen und Prüfen verbindlicher Angebote |
| Bewertung und Selektion der Angebote |
| Bieterverhandlungen (3)* |
| Ermittlung des bevorzugten Angebots, ggf. Detailverhandlungen |
| PPP-Wirtschaftlichkeitsnachweis |
| Zuschlag |

Verhandlungsverfahren

> Parallele Weiterentwicklung der konventionellen Beschaffungsvariante und kontinuierlicher Abgleich mit PPP-Angeboten

> Abbruch oder Ausschreibung der konventionellen Beschaffungsvariante

Phase IV: Implementierung und Vertragscontrolling

| Einstellung in den Haushalt |
| Vertragsmanagement und Leistungsüberwachung |

Phase V: Verwertung

| Vertragsbeendigung und ggf. Verwertung |

> Laufende Beobachtung und begleitende Erfolgskontrolle

| Abschließende Erfolgskontrolle |

* 1-3 beim wettbewerblichen Dialog: 1 = Lösungsvorschläge, 2 = Dialogphase, 3= nicht zulässig

---

[626] Eigene Darstellung in Anlehnung an Hausmann, F. L. u. a., S. 26, und Meyer-Hofmann u. a., S. 113.

Anhang D: Leistungsabhängiges Vergütungssystem einer PPP am Darrent Valley Hospital in Großbritannien (Dartford & Gravesham NHS Trust) [627]

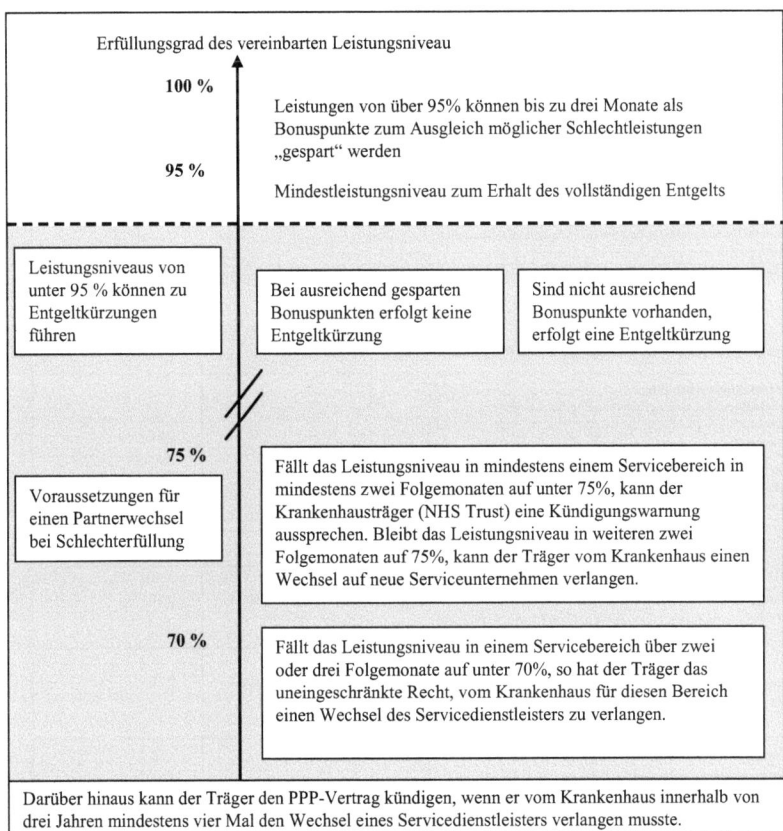

Erfüllungsgrad des vereinbarten Leistungsniveau

100 %

Leistungen von über 95% können bis zu drei Monate als Bonuspunkte zum Ausgleich möglicher Schlechtleistungen „gespart" werden

95 %

Mindestleistungsniveau zum Erhalt des vollständigen Entgelts

Leistungsniveaus von unter 95 % können zu Entgeltkürzungen führen

Bei ausreichend gesparten Bonuspunkten erfolgt keine Entgeltkürzung

Sind nicht ausreichend Bonuspunkte vorhanden, erfolgt eine Entgeltkürzung

75 %

Voraussetzungen für einen Partnerwechsel bei Schlechterfüllung

Fällt das Leistungsniveau in mindestens einem Servicebereich in mindestens zwei Folgemonaten auf unter 75%, kann der Krankenhausträger (NHS Trust) eine Kündigungswarnung aussprechen. Bleibt das Leistungsniveau in weiteren zwei Folgemonaten auf 75%, kann der Träger vom Krankenhaus einen Wechsel auf neue Serviceunternehmen verlangen.

70 %

Fällt das Leistungsniveau in einem Servicebereich über zwei oder drei Folgemonate auf unter 70%, so hat der Träger das uneingeschränkte Recht, vom Krankenhaus für diesen Bereich einen Wechsel des Servicedienstleisters zu verlangen.

Darüber hinaus kann der Träger den PPP-Vertrag kündigen, wenn er vom Krankenhaus innerhalb von drei Jahren mindestens vier Mal den Wechsel eines Servicedienstleisters verlangen musste.

---

[627] Eigene Darstellung in Anlehnung an National Audit Office (Hrsg.) (2005), S. 14.

Anhang E: Typische Risikoverteilung bei einer PPP[628]

Risiko	„übertragbar"	„zurückbehalten"
PLANUNG		
Planungsqualität Schlechterfüllung geforderter Leistungsstandards oder Kostenerhöhung durch eigene Planungsänderungen	X	
Planungsänderungen Verzögerungen und Kostenerhöhungen aufgrund von Planungsänderungen durch den Auftraggeber		X
Genehmigungen Kosten aufgrund von Genehmigungsverzögerungen durch den Auftraggeber		X
BAU		
Grundstückserwerb Verzögerungen beim Erwerb, Baubeginn, höhere Kosten des Erwerbs		X
Baukostenüberschreitung Fehlerhafte Kalkulation, schlechtes Projektmanagement, Baugrundrisiken (Geologie, Kontamination, archäologische Funde, Leitungen)	X	
Bauzeitverlängerung Fehlerhafte Zeitplanung, unzureichende Projektsteuerung, Schlechtwetter, Baugrundrisiken	X	
ÜBERGEORDNETE RISIKEN		
Höhere Gewalt Unvorhergesehene Kosten aufgrund von Naturkatastrophen, etc.	(X) Sofern versicherbar, auch vollständig übertragbar	(X)
Politische höhere Gewalt Kosten / Verdienstausfall aufgrund von Streiks.	(X) Sofern versicherbar, auch vollständig übertragbar	(X)
Änderung von Gesetzen, Vorschriften, Normen Kostenerhöhungen durch Verschärfungen von Bau- und Betriebsnormen, Arbeits- und Sicherheitsbestimmungen, Gesundheits-, Umweltschutzstandards, Steuern und Abgaben, spezielle Konzessionsgesetzgebung	(X)	(X)
Finanzierung Projektfinanzierung kommt verspätet zustande, Finanzierung ist teurer als angenommen aufgrund von Änderungen bezüglich Zinsen, Margen, Wechselkurs	X	

---

[628] Eigene Darstellung bei dieser und der folgenden Abbildung in enger Anlehnung an Horn, K.-U. (2003), S. 44-45.

Risiko	„übertragbar"	„zurückbehalten"
BETRIEB & NUTZUNG		
Erhöhte infrastrukturelle Gebäudemanagementkosten Fehlerhafte Kalkulation, Unterlassung von Maßnahmen führen in Zukunft zu höheren Kosten, Preis-, Mengenänderungen, Abweichungen vom Leistungsstandard	X	
Erhöhte technische Gebäudemanagementkosten Fehlerhafte Kalkulation, Unterlassung von Maßnahmen führen in Zukunft zu höheren Kosten, Preis-, Mengenänderungen, Abweichungen vom Leistungsstandard	X	
Technologisch obsolete Anlagen Kosten durch vorzeitig veraltete Technologien und ggf. notwendige Erneuerungen der Anlagen zur Erfüllung der Leistungsstandards (insbesondere hinsichtlich der Informationstechnologie (IT))	X	
Auslastung Erhöhte / mangelnde Auslastung führt zur Mehr- oder Minderkosten (nur variable oder sprungfixe Kosten, da generelles Auslastungsrisiko im öffentlichen Hochbau in öffentlicher Sphäre bleiben sollte)		X
Sicherheit, Vandalismus Kosten infolge mutwilliger Zerstörung an Gebäude und Anlagen insbesondere im Ausbildungs- und Strafvollzugssektor	(X) Zu bestimmten Zeiten	(X) Zu bestimmten Zeiten
Restwert Anderer Marktwert der Vermögenswerte am Ende der Laufzeit	X	

Anhang F: Vergleich lineare und parallele Strategie[629]

Lineare Strategie	Parallele Strategie
AUFTRAGGEBER	
Vorteile	
Das Verfahren ist effizient wegen begrenzten Aufwands durch detaillierte Verhandlungen mit nur einem Bewerber.	Bis kurz vor Erteilung des Zuschlags stehen die Bieter in Konkurrenz zueinander.
Die frühzeitige Entscheidung für einen bevorzugten Bieter (quasi-Zuschlag) führt zu früher Rechts- und Anfechtungssicherheit.	
Nachteile	
Der bevorzugte Bieter ist in den abschließenden Verhandlungen keinem direkten Wettbewerb unterworfen.	Die Verhandlungen mit den Bietern und die möglicherweise mehrfache Überprüfung verschiedener Angebote führen zu erhöhtem Arbeitsaufwand.
	Da man sich erst sehr spät im Verfahren auf einen Gewinner festlegt, ist während des gesamten Verfahrens keine Rechts- und Anfechtungssicherheit gegeben.
BIETER	
Vorteile	
Der Aufwand wird begrenzt, da ein ungeeignetes Angebot früh zum Ausschluss führt.	Das mehrstufige Verfahren mit mehreren Bietern erlaubt es, das eigene Angebot im Verlauf zu überarbeiten und so das Angebot selbst und die eigene Position zu den anderen Bietern zu verbessern.
Wenn man als bevorzugter Bieter ausgewählt wird, führt das zu baldiger Rechts- und Anfechtungssicherheit und geringem Konkurrenzdruck.	
Mit der Erteilung des Zuschlags kann bereits die Finanzierung des Projektes (Financial Close) gesichert werden.	
Nachteile	
Das eigene Angebot kann zur Erlangung einer besseren Position im Bieterwettbewerb kaum verbessert werden.	Da mehrere Bieter bis kurz vor Zuschlagserteilung am Verfahren teilnehmen, entsteht auch ausgeschiedenen Bietern ein verhältnismäßig hoher finanzieller Aufwand.
	Der Konkurrenzdruck unter den Bietern ist hoch
	Die Finanzierung des Projekts (Financial Close) ist üblicherweise erst zum Zeitpunkt der Zuschlagserteilung gesichert

---

[629] Eigene Darstellung in Anlehnung an Bauhaus-Universität Weimar u. a. (Hrsg.) (2003a), S. 102-104.

Anhang G: Beispiel einer Nutzwertanalyse[630]

Die folgende Nutzwertanalyse habe ein Hauptziel Z, das durch die drei Oberziele Z1-Z3 erreicht wird. Jedes Oberziel hat mehrere Zielkriterien (Z1a – Z3c)(vgl. Abb. 42). Eine solche hierarchische Zielstruktur könne im Krankenhausbereich folgendermaßen aussehen:

Das Hauptziel Z sei die Schaffung einer angenehmen Atmosphäre im Krankenhaus.

Dies wird durch die Oberziele

Gestaltung der Räumlichkeiten (Z1),

Mitarbeiterzufriedenheit (Z2) und

Qualität der Patientenversorgung (Z3) erreicht.

Das Oberziel Gestaltung der Räumlichkeiten wird durch die Unterziele

ansprechende Farbgestaltung (Z1a),

Raumtemperatur (Z1b) und

Beleuchtung (Z1c) erreicht.

Die Gestaltung der Räumlichkeiten trägt zu 40% zur Schaffung einer angenehmen Atmosphäre bei. Die Unterziele werden je nach ihrem Beitrag zur Gestaltung der Räumlichkeiten ebenfalls mit einem Prozentsatz gewichtet (hier 30%:20%:50%).

Dann werden beiden Realisierungsalternativen Punkte für den Grad ihrer Erfüllung des jeweiligen Unterziels gegeben.

Der Teilnutzen jedes Unterziels ergibt sich aus der Multiplikation der vergebenen Punkte mit der Gewichtung des Unterziels (z.B. für Z1a der PPP-Variante 0,30 * 0,50 = 0,15).

---

[630]   Vgl. Bauhaus-Universität Weimar u. a. (2003e), Arbeitspapier Nr. 4, S. 71.

Für die Nutzwertbestimmung werden die Vergebenen Punkte mit der Zielgewichtung und der Gewichtung des Oberziels multipliziert (z.B. für Z1a der PPP-Variante: 0,50*0,30*0,40 = 0,06).

Die Summe der Nutzwerte aller Unterziele ergibt den gesamten Nutzwert. Im vorliegenden Fall ist die PPP-Variante vorteilhafter, da sie den höheren Nutzwert aufweist.

Zielebene			Zielgewichtung	Teilnutzenbestimmung				Nutzwertbestimmung	
				PPP-Variante		Konventionelle Variante		PPP-Variante	Konventionelle Variante
				Punkte	Teilnutzen	Punkte	Teilnutzen		
Z			1,00						
	Z1		0,40						
		Z1a	0,30	0,50	0,15	0,30	0,09	0,06	0,04
		Z1b	0,20	0,40	0,08	0,60	0,12	0,03	0,05
		Z1c	0,50	0,60	0,30	0,40	0,20	0,12	0,08
	Z2		0,35						
		Z2a	0,60	0,70	0,42	0,70	0,42	0,15	0,15
		Z2b	0,40	0,50	0,20	0,30	0,12	0,07	0,04
	Z3		0,25						
		Z3a	0,55	0,80	0,44	0,70	0,39	0,11	0,10
		Z3b	0,30	0,60	0,18	0,70	0,21	0,05	0,05
							Nutzwert	0,62	0,53

Schriften zur Gesundheitsökonomie

HERZ

Health Economics Research Zentrum
Buchweizenfeld 27
31303 Burgdorf
Fax: +49(0)5136/976187
email: herz@schoeffski.de

Bisher erschienen:

Band 1   *Steininger-Niederleitner, M., Sohn, S., Schöffski, O. (2003)*
Managed Care in der Schweiz und Übertragungsmöglichkeiten nach
Deutschland
ISBN 3-936863-00-8, 172 S., 18 Abb., Geb. EUR 19,90

Band 2   *Esslinger, A. S. (2003)*
Qualitätsorientierte strategische Planung und Steuerung in einem
sozialen Dienstleistungsunternehmen mit Hilfe der Balanced Scorecard
ISBN 3-936863-01-6, 276 S., 36 Abb., 50 Tab., Geb. EUR 29,90

Band 3   *Lindenthal, J., Sohn, S., Schöffski, O. (2004)*
Praxisnetze der nächsten Generation: Ziele, Mittelverteilung und
Steuerungsmechanismen
ISBN 3-936863-02-4, 216 S., 16 Abb., 19 Tab., Geb. EUR 24,90

Band 4   *Steinbach, H., Sohn, S., Schöffski, O. (2004)*
Möglichkeiten der Kalkulation von sektorenübergreifenden
Kopfpauschalen (Capitation)
ISBN 3-936863-03-2, 312 S., 22 Abb., 28 Tab., Geb. EUR 29,90

Band 5   *Glock, G., Sohn, S., Schöffski, O. (2004)*
IT-Unterstützung für den medizinischen Prozess in der integrierten
Versorgung
ISBN 3-936863-04-0, 208 S., 22 Abb., Geb. EUR 24,90

Band 6   *Hagn, D., Schöffski, O. (2005)*
Orphan Drugs. A Challenge for the Pharmaceutical Industry in Europe
ISBN 3-936863-05-9, 160 S., 37 Abb., 20 Tab., Geb. EUR 19,90

Band 7 *Pelleter, J., Sohn, S., Schöffski, O. (2004)*
Medizinische Versorgungszentren. Grundlagen, Chancen und Risiken
einer neuen Versorgungsform
ISBN 3-936863-06-7, 196 S., 18 Abb., Geb. EUR 24,90

Band 8 *Sohn, S. (2006)*
Integration und Effizienz im Gesundheitswesen. Instrumente und ihre
Evidenz für die integrierte Versorgung
ISBN 3-936863-07-5, 288 S., 26 Abb., 28 Tab., Geb. EUR 29,90

Band 9 *Hämmerle, P., Estelmann, A., Schwandt, M., Schöffski, O. (2006)*
Moderne Verfahren der Qualitätsberichterstattung im Krankenhaus
ISBN 3-936863-08-3, 140 S., 33 Abb., Geb. EUR 19,90

Band 10 *Marschall, D. (2007)*
Positionierung einer erfolgreichen Arzneimittelmarke
ISBN 978-3-936863-09-3, 244 S., 54 Abb., 24 Tab., Geb. EUR 24,90

Band 11 *Haarländer, S., Bühner, A., Schwandt, M., Schöffski, O. (2007)*
Public Private Partnership (PPP) im Krankenhausbereich
ISBN 978-3-936863-10-9, 192 S., 32 Abb., 3 Tab., Geb. EUR 24,90